美国睡眠医学会
睡眠及其相关事件判读手册
规则、术语和技术规范
3.0 版

The AASM Manual for the Scoring of Sleep and Associated Events
RULES，TERMINOLOGY AND TECHNICAL SPECIFICATIONS
VERSION 3

原著者　Matthew M. Troester，DO（2022—2023 Chair）；Stuart F. Quan，MD（2019—2022 Chair）；Richard B. Berry，MD；David T. Plante，MD，PhD（2022—2023 Vice Chair）；Alexandre R. Abreu，MD；Mohammed Alzoubaidi，MBBS；Anuja Bandyopadhyay，MBBS，MD；Lourdes DelRosso，MD；Matthew Ebben，PhD，RPSGT；Younghoon Kwon，MD；Molly-Min Mao，MS，RRT，RPSGT，RST；Syeda S. Munir，MD；Mark R. Pressman，PhD；Alcibiades J. Rodriguez，MD；Scott Ryals，MD；Jennifer Y. So，MD；Bradley V. Vaughn，MD；Sherene M. Thomas，PhD

原著者单位　American Academy of Sleep Medicine

主　审　高　和　王莞尔
主　译　崔　丽　段　莹
副主译　李　燕　郭静静　韩晓霞　张　蕊

人民卫生出版社
·北　京·

版权所有，侵权必究！

推荐引文格式:

Troester MM,Quan SF,Berry RB,et al; for the American Academy of Sleep Medicine. *The AASM Manual for the Scoring of Sleep and Associated Events:Rules,Terminology and Technical Specifications*.Version 3.Darien,IL: American Academy of Sleep Medicine;2023.

图书在版编目（CIP）数据

睡眠及其相关事件判读手册 : 规则、术语和技术规范 : 3.0 版 / 美国睡眠医学会编著；崔丽，段莹主译 . —北京：人民卫生出版社，2024.5（2025.2 重印）

ISBN 978-7-117-36301-3

I. ①睡… Ⅱ. ①美…②崔…③段… Ⅲ. ①睡眠 — 手册 Ⅳ. ①R338.63-62

中国国家版本馆 CIP 数据核字（2024）第 092374 号

人卫智网	**www.ipmph.com**	医学教育、学术、考试、健康，购书智慧智能综合服务平台
人卫官网	**www.pmph.com**	人卫官方资讯发布平台

睡眠及其相关事件判读手册
规则、术语和技术规范 3.0 版
Shuimian ji qi Xiangguan Shijian Pandu Shouce
Guize、Shuyu he Jishu Guifan 3.0 Ban

主　　译：崔　丽　段　莹
出版发行：人民卫生出版社（中继线 010-59780011）
地　　址：北京市朝阳区潘家园南里 19 号
邮　　编：100021
E - mail：pmph @ pmph.com
购书热线：010-59787592　010-59787584　010-65264830
印　　刷：北京盛通印刷股份有限公司
经　　销：新华书店
开　　本：787×1092　1/16　　印张：7　　字数：170 千字
版　　次：2024 年 5 月第 1 版
印　　次：2025 年 2 月第 2 次印刷
标准书号：ISBN 978-7-117-36301-3
定　　价：60.00 元

打击盗版举报电话：010-59787491　E-mail：WQ @ pmph.com
质量问题联系电话：010-59787234　E-mail：zhiliang @ pmph.com
数字融合服务电话：4001118166　　E-mail：zengzhi @ pmph.com

简体中文版贡献者

翻译组织机构: 中国老年学和老年医学学会睡眠科学与技术分会
中国人民解放军空军特色医学中心

翻译组织委员会: 高　和　崔　丽　于东睿

简体中文翻译版主要贡献者(以姓氏笔画为序):

王　扬　中国人民解放军空军特色医学中心
王莞尔　北京大学国际医院
吕东升　内蒙古自治区脑科医院(内蒙古自治区第三医院)
任　璐　中国人民解放军空军特色医学中心
孙　娜　中国人民解放军空军特色医学中心
李　哲　苏州大学附属广济医院
李　燕　中国人民解放军空军特色医学中心
李华杰　中国人民解放军空军特色医学中心
张　蕊　中国人民解放军空军特色医学中心
张春荣　秦皇岛市海港医院
张爱卿　中国人民解放军空军特色医学中心
武海霞　中国人民解放军空军特色医学中心
赵　瑞　内蒙古自治区脑科医院(内蒙古自治区第三医院)
段　莹　中国人民解放军空军特色医学中心
姜森赫　哈尔滨医科大学附属第一医院
高　和　中国人民解放军空军特色医学中心
高士更　苏州大学附属广济医院
郭静静　中国人民解放军空军特色医学中心
崔　丽　中国人民解放军空军特色医学中心
韩晓霞　中国人民解放军空军特色医学中心
潘　雯　苏州大学附属广济医院
薛朝霞　中国人民解放军空军特色医学中心

前　言

近年来,随着睡眠医学研究的深入,人们越来越深刻认识到睡眠与心血管疾病、内分泌疾病、肿瘤等许多重大慢性疾病有着密切关联,针对睡眠疾病的诊断和治疗在临床扮演着越来越重要的角色。美国内科医师考试委员会于2007年设立了睡眠医学专业考试,标志着睡眠医学正式成为临床独立专业。中国医师协会发布的《专科医师规范化培训专科目录(2019年版)》中,将睡眠医学正式纳入其中,说明睡眠医学在国内成为独立学科,意味着该领域人才队伍建设、从业人员资格认定、疾病诊断、检查方法均具有完整、独立的体系。

美国睡眠医学会作为该领域的先行者,于2007年发布了《睡眠及其相关事件判读手册规则、术语和技术规范》1.0版,详细介绍睡眠监测相关规则、术语和技术规范,为从业人员提供了标准化的参考体系,推动了睡眠实验室的规范化建设,极大促进了睡眠医学研究、疾病诊断和治疗的发展,是临床睡眠医学进程的里程碑事件,此后随着监测技术进步、临床研究进展不断更新完善。中国老年学和老年医学学会先后组织了1.0版、2.3版、2.6版的翻译,促进了国内睡眠医学的同质化发展,收到了相关领域专家和临床一线医务人员的良好反馈。为此,团队与美国睡眠医学会沟通,获得书面授权,继续开展3.0版的翻译工作。

本版进行了较多修改,其中新增规则包括,选择报告中枢型呼吸暂停指数,推荐报告氧饱和度低于特定阈值时间,增加多次睡眠潜伏时间试验、清醒维持试验的报告规则,推荐监测数据能够显示原始状态、进行复核及人工判读,选择采用单一改良Ⅰ导联心电图,推荐判读二度或三度房室传导阻滞以及心脏起搏心律等。更新规则包括,报告睡眠和记录期间最高和最低心率由推荐变为选择,报告儿童是否监测到鼾声由选择变为推荐,采样频率由既往给定理想频率更新为大于等于相应频率,心电图(ECG)的高频滤波设置由70Hz更新为100Hz,低通气事件血氧饱和度较事件前基线值下降≥4%判读规则由可接受变为选择,使用外周动脉张力监测(PAT)进行家庭睡眠呼吸暂停监测(HSAT)中报告血氧饱和度下降指数由推荐变为选择。此外,对一些可能存在歧义的条款增加了更明确的注释。

翻译过程中,我们严格依据原版内容,力求翻译的准确性、完整性,但由于语言差异和文化背景的不同,难免存在不足之处,敬请读者谅解。

最后,我们感谢美国睡眠医学会的支持,也感谢所有参与翻译、编辑人员的辛勤付出,希望本书的出版能够提高国内从业人员的技术水平,为国内睡眠医学发展注入新活力。

高　和　崔　丽
2024 年 2 月

原著贡献者

编辑

3.0 版（2023）

Matthew M. Troester，DO，2022—2023 Chair

Stuart F. Quan，MD，2019—2022 Chair

Richard B. Berry，MD，2019—2023 Consultant

David T. Plante，MD，PhD，2022—2023 Vice Chair

Alexandre R. Abreu，MD

Mohammed Alzoubaidi，MBBS

Anuja Bandyopadhyay，MBBS，MD

Lourdes DelRosso，MD

Matthew Ebben，PhD，RPSGT

Younghoon Kwon，MD

Molly-Min Mao，MS，RRT，RPSGT，RST

Syeda S. Munir，MD

Mark R. Pressman，PhD

Alcibiades J. Rodriguez，MD

Scott Ryals，MD

Jennifer Y. So，MD

Bradley V. Vaughn，MD

Sherene M. Thomas，PhD，Staff

2.6 版（2020）

Richard B. Berry，MD，2018—2019 Chair

Stuart F. Quan，MD，2019—2020 Chair

Alexandre R. Abreu，MD

Marietta L. Bibbs，RPSGT，CCSH

Lourdes DelRosso，MD

Susan M. Harding，MD

Molly-Min Mao，MS，RRT，RPSGT，RST

David T. Plante，MD，PhD

Mark R. Pressman，PhD

Matthew M. Troester，DO

Bradley V. Vaughn，MD

Sherene M. Thomas，PhD，Staff

2.5 版（2018）

Richard B. Berry，MD，Chair

Claude L. Albertario，RST，RPSGT

Susan M. Harding，MD

Robin M. Lloyd，MD

David T. Plante，MD，PhD

Stuart F. Quan，MD

Matthew M. Troester，DO

Bradley V. Vaughn，MD

Sherene M. Thomas，PhD，Staff

2.4 版（2017）

Richard B. Berry，MD，Chair

Rita Brooks，MEd，RST，RPSGT

Charlene E. Gamaldo，MD

Susan M. Harding，MD

Robin M. Lloyd，MD

Stuart F. Quan，MD

Matthew M. Troester，DO

Bradley V. Vaughn，MD

Sherene M. Thomas，PhD，Staff

2.0.2—2.3 版（2013—2016）

Richard B. Berry，MD

Rita Brooks，MEd，RST，RPSGT

Charlene E. Gamaldo，MD

Susan M. Harding, MD
Robin M. Lloyd, MD
Carole L. Marcus, MBBCh
Bradley V. Vaughn, MD
Madeleine Grigg-Damberger, MD（Infant Sleep Staging Rules Consultant, version 2.2）
Mark S. Scher, MD（Infant Sleep Staging Rules Consultant, version 2.2）
Sherene M. Thomas, PhD, Staff

2.0—2.0.1 版（2012—2013）

Richard B. Berry, MD
Rita Brooks, MEd, RST, RPSGT
Charlene E. Gamaldo, MD
Susan M. Harding, MD
Carole L. Marcus, MBBCh
Bradley V. Vaughn, MD
Michelle Tangredi, PhD, Staff
Sherene M. Thomas, PhD, Staff

第 1 版（2007—2011）

Conrad Iber, MD
Sonia Ancoli-Israel, PhD
Andrew L. Chesson Jr, MD
Stuart F. Quan, MD

觉醒专家组

Michael H. Bonnet, PhD, Chair
Karl Doghramji, MD
Timothy Roehrs, PhD
Stephen Sheldon, DO, FAAP
Edward J. Stepanski, PhD
Arthur S. Walters, MD
Merrill S. Wise, MD
Andrew L. Chesson Jr, MD

心脏专家组

Sean M. Caples, DO, Chair
Virend K. Somers, MD, PhD, Co-Chair

Michael E. Adams, Research Associate
William G. Cotts, MD
Parvin Dorostkar, MD
Thomas Kara, MD
Timothy I. Morgenthaler, MD
Carol L. Rosen, MD
Edward J. Stepanski, PhD
Win K. Shen, MD
Kalyanam Shivkumar, MD
Conrad Iber, MD

数据专家组

Thomas Penzel, PhD, Chair
Max Hirshkowitz, PhD, Co-Chair
Nic Butkov, RPSGT
Ronald D. Chervin, MD, MS
Meir Kryger, MD
Clete A. Kushida, MD, PhD, RPSGT
Beth A. Malow, MD, MS
Michael H. Silber, MBChB
Michael V. Vitello, PhD
Andrew L. Chesson Jr, MD

老年专家组

Sonia Ancoli-Israel, PhD, Chair
Donald L. Bliwise, PhD
Susan Redline, MD, MPH
Edward Stepanski, PhD
Michael V. Vitiello, PhD
Timothy I. Morgenthaler, MD

运动专家组

Arthur S. Walters, MD, Chair
Richard P. Allen, PhD
Donald L. Bliwise, PhD
Sudhansu Chokroverty, MD, FRCP
Wayne A. Hening, MD, PhD
Clete A. Kushida, MD, PhD, RPSGT
Gilles Lavigne, DMD, PhD, FRCD

Daniel Picchietti, MD

Sonia Ancoli-Israel, PhD

儿童专家组

Madeleine Grigg-Damberger, MD, Chair

David Gozal, MD, Co-Chair

Carole L. Marcus, MBBCh

Timothy I. Morgenthaler, MD

Carol L. Rosen, MD

Stephen Sheldon, DO, FAAP

Stuart F. Quan, MD

呼吸专家组

Richard B. Berry, MD, Chair

Carole L. Marcus, MBBCh

Sairam Parthasarathy, MD

Conrad Iber, MD

Reena Mehra, MD, MS

Daniel J. Gottlieb, MD

Kingman Strohl, MD

Stuart F. Quan, MD

Sally L. Davidson Ward, MD

David Gozal, MD

Vishesh K. Kapur, MD, MPH

Rohit Budhiraja, MD

Susan Redline, MD, MPH

视图(睡眠分期)专家组

Michael H. Silber, MBChB, Chair

Sonia Ancoli-Israel, PhD

Michael H. Bonnet, PhD

Sudhansu Chokroverty, MD, FRCP

Madeleine Grigg-Damberger, MD

Max Hirshkowitz, PhD

Sheldon Kapen, MD

Sharon Keenan, PhD, ABSM, RPSGT, REEGT

Meir Kryger, MD

Thomas Penzel, PhD

Mark Pressman, PhD

Conrad Iber, MD

致　谢

美国睡眠医学会（AASM）鸣谢 2022—2023 委员会成员在该项目进程中提供的指导和支持：

Jennifer Martin,PhD	Raman Malhotra,MD	Lynn Marie Trotti,MD,MSc
Fariha Abbasi-Feinberg,MD	Eric Olson,MD	Emerson Wickwire,PhD
R. Nisha Aurora,MD,MHS	Carol Rosen,MD	Steve Van Hout,MBA 执行董事
Vishesh Kapur,MD,MPH	James Rowley,MD	David Kuhlmann,MD
Anita Shelgikar,MD,MHPE		

美国睡眠医学会感谢 Jon Wendling 和 Rita Brooks,MEd,RST,RPSGT 的文案编辑,以及 Oscar Salgado 和 Laura Nesbitt 对第 3 版 AASM 判读手册的制作。

所有说明睡眠分期、呼吸和运动判读规则的图示均由 Richard B. Berry,MD 提供。

目 录

I. 使用指导

手册结构

　　《美国睡眠医学会睡眠及其相关事件判读手册》旨在为用户开展常规多导睡眠监测（polysomnography，PSG）以及 PSG 结果分析和解读提供技术方面的指导。PSG 和判读规则内容分七章（Ⅱ-Ⅷ）：第二章（Ⅱ）第一部分规定所有常规 PSG 应该报告的参数，第二部分详细说明了多次睡眠潜伏时间试验（multiple sleep latency test，MSLT）或清醒维持试验（maintenance of wakefulness test，MWT）应该报告的参数；第三章（Ⅲ）详细介绍了常规 PSG 推荐的数据和滤波设置；第四章至第八章（Ⅳ~Ⅷ）对主要监测项目提出了具体技术规范及判读规则，包括：睡眠分期、觉醒、心脏、运动和呼吸；第九章（Ⅸ）对家庭睡眠呼吸暂停监测，包括使用呼吸气流和/或呼吸努力以及外周动脉张力监测，提出了具体技术规范和判读规则；第十章（Ⅹ）详细介绍了规则制定和更新过程；每项规则的证据水平和决策过程概述，详见第十一章（Ⅺ）；最后，第十二章（Ⅻ）给出了整个手册中使用的术语表。

　　大多数章节中的规则适用于所有年龄患者，但由于监测和判读时年龄相关的特异性差异，第四章（Ⅳ. 睡眠分期规则）和第八章（Ⅷ. 呼吸规则）中将成人规则和儿童规则分别论述。

请注意，每部分规则均有下列标识：

规则类型：

推荐（recommended）	用于实验室多导睡眠监测或家庭睡眠呼吸暂停监测的常规判读规则
可接受（acceptable）	由临床医生或研究者确定，可作为推荐规则的替代规则
选择（optional）	对于不常见事件，甚至生理意义尚未明确或没有形成共识的事件，建议使用的规则，由临床医生或研究者确定是否运用

　　说明：规则末尾以上标形式（如 [1,2]）附带说明，用于解释与规则应用相关的重要信息。

　　章节规则用大写字母分类，具体规则按数字排序。规则下包括若干组成部分时，以小写字母标识。

美国睡眠医学会认证

　　美国睡眠医学会（AASM）认证睡眠机构要遵守本手册中的所有规则、定义和说明事项。

按照 AASM 规定, 推荐 规则为判读的首选规则。基于临床医生或研究者的判断,睡眠中心或实验室可以使用 可接受 规则替代推荐规则,对认证没有影响,但是需要在报告中说明。除了 推荐 和 可接受 规则,睡眠中心或实验室也可使用 选择 规则,对认证没有影响,同样需要在报告中予以说明。欲了解更多信息,请联系 AASM 认证部门(accreditation@aasm.org)。

II. 报告参数

第一部分：多导睡眠监测报告规则

A. 常规参数

1. 脑电图（EEG）导联	推荐
2. 眼动电图（EOG）导联	推荐
3. 颏肌电图（EMG）	推荐
4. 下肢肌电图（EMG）	推荐
5. 呼吸气流信号	推荐
6. 呼吸努力信号	推荐
7. 血氧饱和度	推荐
8. 体位	推荐
9. 心电图（ECG）	推荐
10. PSG 同步视频	推荐

B. 睡眠判读参数

1. 关灯时间（h：min）	推荐
2. 开灯时间（h：min）	推荐
3. 总睡眠时间（TST；N1＋N2＋N3＋R 期的时间）[1]	推荐
4. 总记录时间（TRT；从关灯到开灯的时间）[1]	推荐
5. 睡眠潜伏期（SL；从关灯至第 1 帧任何睡眠期的时间）[1]	推荐
6. R 期睡眠潜伏期（从睡眠起始到第 1 帧 R 期的时间）[1]	推荐
7. 入睡后清醒时间（WASO；TRT−SL−TST）[1,2]	推荐
8. 睡眠效率百分比（TST/TRT × 100）	推荐
9. 各睡眠期时间[1]	推荐
10. 各睡眠期时间占总睡眠时间百分比（各睡眠期时间 /TST × 100）	推荐

说明:

1. 报告中的时间可以根据需要以小时或分钟为单位。
2. 入睡后清醒时间包括所有清醒活动时间,也包括离床活动时间。记录设备脱离期间应判读为 W 期,如果此期间出现短暂睡眠,对于整夜睡眠分期的判读无显著影响。

C. 觉醒事件

1. 觉醒次数	推荐
2. 觉醒指数(ArI;觉醒次数 × 60/TST)	推荐

D. 心脏事件

1. 睡眠期间平均心率	推荐
2. 睡眠期间最高心率	选择
3. 记录期间最高心率	选择
4. 如果观察到心动过缓,报告最低心率	推荐
5. 如果观察到心脏停搏,报告最长停搏时间	推荐
6. 如果观察到睡眠期间窦性心动过速,报告最高心率	推荐
7. 如果观察到窄复合波心动过速,报告最高心率	推荐
8. 如果观察到宽复合波心动过速,报告最高心率	推荐
9. 如果观察到心房纤颤,报告平均心率	推荐
10. 如果观察到其他心律失常,须列出心律失常的类型	推荐

E. 运动事件

1. 睡眠周期性肢体运动次数(PLMS)	推荐
2. 伴觉醒的睡眠周期性肢体运动次数(PLMS)	推荐
3. 睡眠周期性肢体运动指数(PLMSI;PLMS × 60/TST)	推荐
4. 伴觉醒的 PLMS 指数(PLMSArI;伴觉醒的 PLMS × 60/TST)	推荐
5. 如观察到快速眼动睡眠期肌电失弛缓(RWA),报告快速眼动睡眠期肌电失弛缓指数 [RWAI;(RWA/R) × 100][1,2]	选择

> **说明:**
> 1. 计算 RWA/R,RWA 指出现 RWA 的帧数,R 指 R 期的总帧数。RWA 的规则参见Ⅶ.运动规则 D 部分。
> 2. 如果选择判读 RWA,应该在 PSG 报告中说明用于判读 RWA 的导联(如颏,颏和下肢,颏和上肢)。

F. 呼吸事件 [1]

1. 阻塞型呼吸暂停次数	推荐
2. 混合型呼吸暂停次数	推荐
3. 中枢型呼吸暂停次数	推荐
4. 低通气次数	推荐
5. 阻塞型低通气次数	选择
6. 中枢型低通气次数	选择
7. 呼吸暂停次数 + 低通气次数	推荐
8. 呼吸暂停指数〔AI;(阻塞型呼吸暂停次数 + 中枢型呼吸暂停次数 + 混合型呼吸暂停次数)×60/TST〕	推荐
9. 低通气指数〔HI;低通气次数 ×60/TST〕	推荐
10. 呼吸暂停低通气指数〔AHI;(呼吸暂停次数 + 低通气次数)×60/TST〕	推荐
11. 阻塞型呼吸暂停低通气指数〔OAHI;(阻塞型呼吸暂停次数 + 混合型呼吸暂停次数 + 阻塞型低通气次数)×60/TST〕	选择
12. 中枢型呼吸暂停指数(CAI;中枢型呼吸暂停次数 ×60/TST)	选择
13. 中枢型呼吸暂停低通气指数〔CAHI;(中枢型呼吸暂停次数 + 中枢型低通气次数)× 60/TST〕	选择
14. 呼吸努力相关觉醒(RERA)次数	选择
15. 呼吸努力相关觉醒指数(RERA 指数;RERA 次数 ×60/TST)	选择
16. 呼吸紊乱指数〔RDI;(呼吸暂停次数 + 低通气次数 + RERA 次数)×60/TST〕	选择
17. 血氧饱和度下降 ≥3% 或 ≥4% 的次数 [2]	选择
18. ≥3% 或 ≥4% 血氧饱和度下降指数(ODI;血氧饱和度下降 ≥3% 或 ≥4% 次数 × 60/TST)	选择
19. 平均动脉血氧饱和度	推荐
20. 氧饱和度低于特定阈值时间 [2]	推荐

21. 睡眠期间最低血氧饱和度	推荐
22. 诊断研究期间是否发生肺泡低通气 [3,4]	
成人	选择
儿童	推荐
23. 气道正压通气(positive airway pressure,PAP)滴定期间是否发生肺泡低通气 [3]	
成人	选择
儿童	选择
24. 成人是否发生陈 - 施(Cheyne-Stokes)呼吸 [4]	推荐
25. 陈 - 施呼吸持续时间(绝对值或占 TST 百分比)或陈 - 施呼吸事件次数	选择
26. 儿童是否存在周期性呼吸	推荐
27. 是否监测到鼾声	
成人	选择
儿童	推荐

说明:
1. 氧疗可能低估呼吸事件,医生解读报告时应予以考虑。
2. 所报告的氧饱和度阈值由临床医生决定。
3. 如果睡眠期间采用动脉血气或替代方法监测二氧化碳分压(PCO_2),须在 PSG 报告中说明是否存在肺泡低通气。
4. 监测到中枢型呼吸暂停和 / 或中枢型低通气时,须在 PSG 报告中报告是否存在陈 - 施呼吸。

G. 总结

1. 各种睡眠障碍诊断相关所见	推荐
2. EEG 异常情况	推荐
3. ECG 异常情况	推荐
4. 行为观察	推荐
5. 睡眠趋势图	选择

Ⅱ. 报告参数

第二部分: MSLT 和 MWT 报告规则

A. 常规参数

1. 脑电图(EEG)导联	推荐
2. 眼动电图(EOG)导联	推荐
3. 颏肌电图(EMG)	推荐
4. 心电图(ECG)	推荐

B. 患者信息

1. 研究前可获取的数据,包括睡眠日记、体动仪和 / 或 PAP 下载数据[1]	推荐
2. 测试期间用药	推荐
3. 监测前夜 PSG 记录的总睡眠时间(N1 + N2 + N3 + R)[2]	推荐
4. 监测前夜 PSG 记录中是否观察到睡眠起始快速眼动期(SOREMP)[2]	推荐
5. 临床相关异常的心电图、脑电图及患者行为	推荐

> **说明:**
> 1. 与 PSG 序贯的睡眠日记、体动仪和 / 或 PAP 数据可以记录在监测报告中。
> 2. MSLT 或 MWT 之前未进行多导睡眠监测,应予以记录。

C. 每次小睡 / 清醒试验的睡眠判读参数

1. 关灯时间(h: min)	推荐
2. 开灯时间(h: min)	推荐
3. 总睡眠时间(TST; N1 + N2 + N3 + R 期的时间,以 min 表示)	推荐
4. 睡眠潜伏期(SL; 从关灯至第 1 帧任何睡眠期的时间,以 min 表示)	推荐
5. R 期睡眠潜伏期(从睡眠起始到第 1 帧 R 期的时间,以 min 表示)	推荐
6. N1、N2、N3 和 R 期的相应睡眠时间	选择

D. MSLT 总结

1. 平均睡眠潜伏期(以 min 表示)[1]	推荐
2. 睡眠起始快速眼球运动期(SOREMP)睡眠次数(整数值)	推荐

说明:

1. 平均睡眠潜伏期是各次小睡或清醒试验的睡眠潜伏期之和除以试验次数的平均值。标准流程下,如果单次 MSLT 小睡试验中未出现睡眠,该次小睡试验的睡眠潜伏期等于 20min。

E. MWT 总结

平均睡眠潜伏期(以 min 表示)[1]	推荐

说明:

1. 平均睡眠潜伏期是各次小睡或清醒试验的睡眠潜伏期之和除以试验次数的平均值。标准流程下,如果单次 MWT 清醒试验中未出现睡眠,该次清醒试验的睡眠潜伏期等于 40min。

F. 参考文献

下列参考文献适用于Ⅱ.报告参数第二部分的全部内容。

KRAHN LE, ARAND DL, AVIDAN AY, et al. Recommended protocols for the Multiple Sleep Latency Test and Maintenance of Wakefulness Test in adults: Guidance from the American Academy of Sleep Medicine [J]. J Clin Sleep Med, 2021, 17 (12): 2489-2498. doi: 10. 5664/jcsm. 9620.

Ⅲ. 技术和数据规范

A. 常规 PSG 记录的数据规范

1. 最大电极阻抗：5kΩ[1] 推荐
2. 最低注册表长度或数字波幅分辨率：每一采样 12 比特 推荐
3. 采样频率[2]

	理想	最低	
EEG[3,4]	≥500Hz	200Hz	推荐
EOG[5]	≥500Hz	200Hz	推荐
EMG[6]	≥500Hz	200Hz	推荐
ECG[7]	≥500Hz	200Hz	推荐
呼吸气流	≥100Hz	25Hz	推荐
血氧与经皮 PCO_2 监测[8]	25Hz	10Hz	推荐
鼻压力气流、呼气末 PCO_2、PAP 设备气流[9]	≥100Hz	25Hz	推荐
食管压	≥100Hz	25Hz	推荐
体位[10]	≥1Hz	≥1Hz	推荐
鼾声[11]	≥500Hz	200Hz	推荐
胸部和腹部运动[12]	≥100Hz	25Hz	推荐

4. 常规记录滤波设置

	低频滤波	高频滤波	
EEG[4,13]	0.3Hz	35Hz	推荐
EOG[13]	0.3Hz	35Hz	推荐
EMG[13]	10Hz	100Hz	推荐
ECG[7]	0.3Hz	100Hz	推荐
口鼻温度气流,胸腹带信号[14,15]	0.1Hz	15Hz	推荐
鼻压力气流[15]	直流（DC）或 ≤0.03Hz	100Hz	推荐
PAP 设备气流[15]	DC	DC	推荐
鼾声	10Hz	100Hz	推荐

5. 能够显示原始数据,对数据进行复核、人工判读或对自动判读进行编辑[16] 推荐

说明:

1. 此条适用于测量 EEG、额 EMG 和 EOG 电极阻抗。肢体 EMG 阻抗 ≤10kΩ 可以接受,但阻抗 ≤5kΩ 更佳。目前 AASM 判读手册未规定 ECG 最大阻抗,但是建议调整阻抗值,将基线噪声幅度降至最低。记录期间出现伪迹时,应重新测定电极阻抗。

2. 这些规范旨在使 30s 一帧人工判读标准同质化。

3. 对于 EEG,≥500Hz 采样频率可提高棘波分辨率,且更好保留脑电波形细节。

4. 为获取更细致的 EEG 分析,可增加采样频率和提高高频滤波设置。此时,采样频率至少应为目标信号最高频率的 3 倍。

5. 对于 EOG,≥500Hz 采样频率可在此导联记录到 EEG 信号,使 EOG 作为 EEG 备份,同时也可更好地识别这些导联中的伪迹。

6. 适用于额肌电图和下肢/上肢肌电图,采样频率越高采集到的波形越好;虽然波形本身不是问题,但更清晰地定义波形有助于在显示快速震荡信号的包络时,避免波幅衰减。

7. 对于 ECG,≥500Hz 能较好地界定起搏脉冲和 ECG 波形。有些情况下,可能需要将高频滤波调整到 ≥150Hz 以识别起搏尖波。尽管不是 PSG 常规功能,下调低频滤波可能有助于评估心肌缺血。通常使用改良 II 导联单通道识别心率和心律失常。

8. 对于血氧饱和度,25Hz 是理想采样频率,有助于识别伪迹。脉搏血氧仪的平均时间尚未形成标准,可接受的最大平均时间是 3s。平均时间过长,可增加短暂血氧饱和度下降的漏检率。

9. 对于鼻压力传感器技术(特别是设置用呼吸气流波形识别鼾声信号时),较高频率有助于更好显示气流振动波和鼾声。

10. 体位通道不受数字分辨率标准的限制。然而,建议的 1Hz 采样率仍然有效。

11. 对于鼾声,500Hz 的采样率可以在出现快速振荡信号的包络时,通过更清晰的波形、更准确的波幅来更好地定义波幅变化。如果以持续声响或声强水平显示鼾声,则可接受较低的采样频率。不限定具体采样频率,因为这取决于对声音响度进行的前期处理。

12. 采用感应体积描记技术测定胸部和腹部运动,较高采样频率可更好地识别心源性振荡波,也能更好地评估伪迹。

13. 虽然 35Hz 高频滤波是公认的历史标准,但对于 EEG、EOG 和 EMG 通道,使用 70Hz 高频滤波(没有 60Hz 陷波滤波)可以识别 60Hz 伪迹。出现 60Hz 伪迹,提示记录系统电路完整性丧失,此时信号可能不是源于受检者。

14. 胸腹带信号的最佳滤波设置在家庭和实验室环境中可能有所不同。为持续消除家庭环境中的伪迹,将高频滤波降低至 2Hz 可能是合适的。

15. 基于奈奎斯特定理(Nyquist theorem)的原则,对采样频率为 120Hz 或低于 120Hz 的通道,其高频滤波设定应低于采样频率的一半。

16. 必须能回放原始数据的详细信息,并可编辑事件。

B. PSG 记录功能

1. 所有通道(在显示屏上)可显示标准 $-50\mu V$ 直流定标信号,以展示每项记录参数的极性、波幅和时间常数设置	推荐
2. 每个信号通道分别设置 50/60Hz 滤波控制	推荐
3. III.A.3 中规定了所有信号的最低(或更高)推荐采样频率和最低注册表长度(数字波幅)或高度	推荐
4. 每个记录电极相对于参考电极(参考电极可以是其他所有应用电极的总和或者是头部接地电极)实际阻抗的测定方法	推荐
5. 技师实时监测记录时,能精确储存和回放数据(如保存和显示全部导联变化、灵敏度调整、滤波设置和临时性处理)	推荐
6. 技师判读时,能精确储存和回放数据(如保存和显示全部导联变化、灵敏度调整、滤波设置和临时性处理)	推荐
7. 数据采集滤波设置,功能上可模拟或复制常规(模拟形式)频率响应曲线,而不是在特定带宽内去除所有的活动和谐波	推荐

C. PSG 显示和显示操作系统应具备下列功能

1. 显示判读和回放睡眠研究数据必须达到或超过下列标准:15 英寸(38.1cm)显示屏,水平像素 1 600,垂直像素 1 050	推荐
2. 有睡眠分期、呼吸事件、腿部运动事件、血氧饱和度、体位(如仰卧位、俯卧位及侧卧位)和觉醒事件趋势图,图上有游标定位和点选跳转功能	推荐
3. 视屏窗宽可在 5s 至整夜时间范围内进行调整	推荐
4. 记录视频数据须与 PSG 数据同步,时间差在 1s 内,并达到每秒钟至少 1 帧视频的精确度[1]	推荐
5. 自动翻页和滚动	选择
6. 通道关闭控制键或切换键	选择
7. 通道翻转控制键或切换键	选择
8. 通过点击或拖动改变通道顺序	选择
9. 可随时激活多种显示的设置	选择
10. 选定区间的快速傅里叶转换或频谱分析(忽略标记为伪迹的数据)	选择

说明:1. 评估以夜间行为为主要病理特征的疾病时,应增加每秒记录视频的帧数,以保障足够的准确性。

D. PSG 数据分析具有下列功能

1. 能够显示睡眠分期是由人工判读还是由计算机系统自动分析	推荐
2. 能够突出显示判读睡眠分期的 EEG 图形(如睡眠梭形波、K 复合波、α 波),此功能可按需关闭或开启	选择
3. 能够突出显示识别呼吸事件图形(如呼吸暂停、低通气、血氧饱和度下降),此功能可按需关闭或开启	选择
4. 能够突出显示识别体动分析的图形(如周期性肢体运动),此功能可按需关闭或开启	选择

E. 完成下列定标以确认系统响应 [1,2]

1. 完成 EEG,EOG 和 EMG 导联的阻抗测定,并记录	推荐
2. 记录至少 30s 患者清醒、静卧、睁眼时的 EEG[3]	推荐
3. 记录至少 30s 患者静卧、闭眼时的 EEG[3]	推荐
4. 让患者保持头不动,眼睛向上向下看(5 次)	推荐
5. 让患者保持头不动,眼睛向左向右看(5 次)	推荐
6. 让患者眨眼(5 次)	推荐
7. 让患者咬紧牙关和 / 或咀嚼(5s)[4]	推荐
8. 让患者模拟打鼾或发 "哼哼" 声(5s)[5]	推荐
9. 让患者正常呼吸,并确保气流和呼吸努力导联信号的同步性	推荐
10. 让患者屏住呼吸(10s)[6]	推荐
11. 让患者正常呼吸,根据指令吸气、呼气——检查极性并标记吸气和呼气的相应信号[6]	选择
12. 让患者仅通过鼻子呼吸(10s)[6]	推荐
13. 让患者仅通过嘴呼吸(10s)[6]	推荐
14. 让患者深吸气,然后缓慢呼气(延长呼气达 10s)[6]	选择
15. 让患者背伸左足 / 背伸左足趾(5 次)[7]	推荐
16. 让患者背伸右足 / 背伸右足趾(5 次)[7]	推荐
17. 如记录上肢 EMG,让患者背屈 / 伸展左手手指[7,8]	推荐
18. 如记录上肢 EMG,让患者背屈 / 伸展右手手指[7,8]	推荐
19. 调整 ECG 信号确保波形清晰——R 波应向上偏转[9]	推荐
20. PSG 记录结束时,再次检查,记录 EEG、EOG 和 EMG 导联的阻抗	推荐
21. PSG 记录结束时,重复进行阻抗测量和生物定标	推荐

说明:

1. 对所有患者进行生物定标,力求患者配合并按要求完成动作。

2. 记录所有定标信息,确认患者按要求所做动作的信号响应良好。必要时重复定标,并记录所有参数信号。

3. 检查 EEG 导联是否出现信号中断、60Hz 伪迹、ECG、汗液或呼吸伪迹,必要时进行适当调整,确保记录的 EEG 信号可判读。

4. 在患者清醒状态下,调整颏 EMG 灵敏度。患者清醒放松状态下,基线颏 EMG 波幅至少 1~2 mm;患者咀嚼或咬紧牙关时,颏 EMG 波幅至少为基线的 2 倍。

5. 让患者模拟打鼾或发"哼哼"声,检查鼾声麦克风或传感器是否正常。必要时进行调整,以提供清晰的声音信号。安静时的呼吸声信号须微弱至可忽略不计。

6. 调整所有呼吸通道,以保证每一次呼吸都出现明显而清晰的信号。观察并记录吸气和呼气时的信号方向,气流信号应该与呼吸努力信号同步。调整胸腹带位置,以保证所有气流及努力通道的信号清晰可读。确保气流和呼吸努力信号在 10s 屏气时的响应正确。

7. 调整肢体 EMG 信号至低波幅背景;检查双侧肢体运动信号,以验证肢体活动时有明显信号。

8. 如果记录指浅屈肌,患者应掌屈手指根部(避免弯曲远端两个关节)。如果记录指总伸肌,患者应在腕关节不动的状态下,手指背伸。

9. 通过脉搏血氧饱和度监测采集的心率信号,应与 ECG 信号比较,确保心率准确性。

Ⅳ. 睡眠分期规则

第一部分：成人规则

A. 脑电图（EEG）技术规范

1. **推荐 EEG 导联[1,2]:** 推荐
   a. F4-M1
   b. C4-M1
   c. O2-M1

   监测期间,如果推荐电极出现故障,备份电极应放置在 F3、C3、O1 和 M2,显示为 F3-M2、C3-M2 和 O1-M2（图 4-1A）。

2. **可接受 EEG 导联[1,2,3]:** 可接受
   a. Fz-Cz
   b. Cz-Oz
   c. C4-M1

   监测期间,如果可接受电极出现故障,备份电极应放置在 Fpz、C3、O1 和 M2,允许 Fpz 替代 Fz,C3 替代 Cz 或 C4,O1 替代 Oz,M2 替代 M1（图 4-1B）。

3. **按国际 10-20 系统确定 EEG 电极位置**（图 4-1）: 推荐

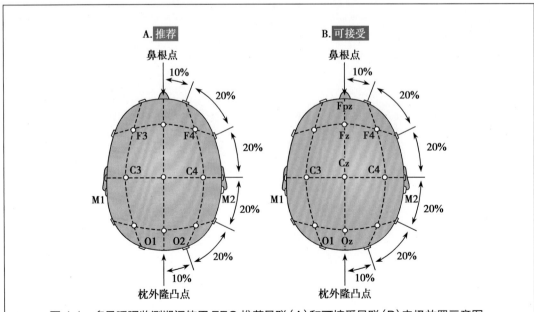

图 4-1　多导睡眠监测期间使用 EEG 推荐导联（A）和可接受导联（B）电极放置示意图。电极的放置和命名遵循国际 10-20 系统。插图非实际比例。

说明：

1. 判读睡眠分期，至少需额区、中央区和枕区导联（3 导 EEG）。

2. M1 和 M2 代表左侧和右侧乳突。M1 是记录 EEG 的标准参考电极。记录期间如果 M1 故障，应使用备份电极 M2，以 M2 作为参考。

3. Fz-Cz 不适用于额区脑电慢波波幅的测量。当使用可接受 EEG 导联和可接受 EOG 导联时（图 4-2），应用 E1-Fpz 导联测量额区慢波波幅。这种情况下，Fpz 记录额区脑电活动，E1 是参考电极。当使用可接受 EEG 导联和推荐 EOG 导联时，应用 C4-M1 导联测量 EEG 慢波波幅（如果 C4 或 M1 电极故障则使用 C3-M2）。使用推荐 EEG 导联和推荐 EOG 导联时，应用 F4-M1 导联测量 EEG 慢波波幅。

B. 眼动电图（EOG）技术规范

1. 推荐 EOG 导联和电极位置 [1]（图 4-2A）：推荐

   a. 导联：E1-M2 和 E2-M2

   b. 电极位置：E1 放置在左眼外眦向外、向下各 1cm 处，E2 放置在右眼外眦向外、向上各 1cm 处

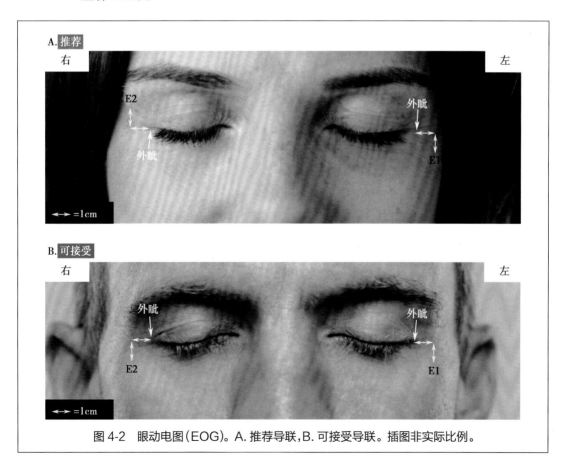

图 4-2　眼动电图（EOG）。A. 推荐导联，B. 可接受导联。插图非实际比例。

2. **可接受 EOG 导联和电极位置 [2]（图 4-2B）：** 可接受
   a. 导联：E1-Fpz 和 E2-Fpz
   b. 电极位置：E1 放置在左眼外眦向外、向下各 1cm 处，E2 放置在右眼外眦向外、向下各 1cm 处

说明：

1. 采用推荐 EOG 导联，如果参考电极 M2 出现故障，E1 和 E2 应以 M1 为参考。
2. 采用推荐电极导联时，共轭眼动呈异相偏转。可接受导联可判断眼动方向（如垂直眼动显示为同相偏转，水平眼动显示为异相偏转）。

C. 肌电图（EMG）技术规范

1. **记录颏 EMG 需放置 3 个电极：** 推荐
   a. 一个电极放置于下颌骨下缘中线向上 1cm（图 4-3 中 ChinZ）
   b. 一个电极放置于下颌骨下缘中线向下 2cm，中线向右 2cm（图 4-3 中 Chin2）
   c. 一个电极放置于下颌骨下缘中线向下 2cm，中线向左 2cm（图 4-3 中 Chin1）

2. 标准颏 EMG 导联由下颌骨下任一电极和下颌骨上电极组成，下颌骨上电极为参考电极；如果一个下颌骨下电极发生故障，将另一下颌骨下电极作为备份电极，以确保仍能继续显示颏 EMG 活动 [1]。 推荐

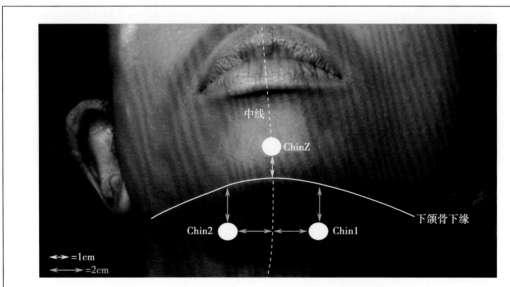

图 4-3　记录颏肌电图（EMG）电极位置。插图非实际比例。

> **说明：**
>
> 1. 记录期间如果 EMG 电极 ChinZ（下颌骨上）出现故障，应尽可能重置。否则，电极 Chin2 和 Chin1（下颌骨下）互为参考。

D. 睡眠分期判读总则

1. **下列术语用于成人睡眠分期：** `推荐`
   a. W 期（清醒期）
   b. N1 期（非快速眼动 1 期，NREM 1）
   c. N2 期（非快速眼动 2 期，NREM 2）
   d. N3 期（非快速眼动 3 期，NREM 3）
   e. R 期（快速眼动期，REM）[1]

2. **用下列参数逐帧判读：** `推荐`
   a. 睡眠监测开始后，按每 30s 记录帧依次判读睡眠分期。
   b. 逐帧标定睡眠分期。
   c. 如果 2 个或多个睡眠分期并存于同一记录帧，判读为占比最大的睡眠分期。
   d. 当某一记录帧存在 3 个或更多满足不同睡眠分期标准（W 期、N1 期、N2 期、N3 期、R 期）的片段时：
   i. 如果此记录帧大部分满足 N1 期、N2 期、N3 期或 R 期标准，判读为睡眠。
   ii. 判读该帧睡眠分期时，以睡眠分期片段占比最大的为准（图 4-4）。

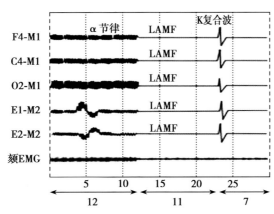

图 4-4 该记录帧中，最初一段满足 W 期标准（12s），第二段满足 N1 期标准（11s），最后一段满足 N2 期标准（7s）。因为该帧的大部分是睡眠，故判读为睡眠；又因睡眠期间大部分为 N1 期，故该帧判读为 N1 期。下一帧，如果不存在明确的其他睡眠期证据，判读为 N2 期（见本章 α 节律、LAMF 脑电活动和 K 复合波定义）。

3. **按照下列 EEG 频率定义判读：** 推荐

    a. 慢波活动：额区导联测量，频率 0.5~2.0Hz，峰 - 峰波幅 > 75μV

    b. δ 波：0~3.99Hz

    c. θ 波：4~7.99Hz

    d. α 波：8~13Hz

    e. β 波：> 13Hz

说明：

1. 指代判读结果时，使用术语"R 期"；指代生理状态时，使用术语"REM 睡眠"（如 REM 睡眠行为异常）。

E. W 期判读 [1,2,3,4,5]

1. **按照下列定义判读：** 推荐

后部优势节律（也称 α 节律）[6]： 闭眼状态，枕区记录到 8~13Hz 成串的正弦脑电波，睁眼时波幅减弱。

眨眼： 清醒期睁眼或闭眼时记录到 0.5~2.0Hz 共轭垂直的眼动波。

阅读眼动： 阅读时记录到先慢相眼动，随后反向快相眼动的连续共轭眼动波。

快速眼球运动（REMs）： EOG 导联记录到共轭、不规则、波峰锐利的眼动波，初始偏转达峰时间通常 < 500ms，快速眼球运动是 R 期睡眠特征，但也可见于清醒状态睁眼扫视周围环境时（图 4-5）。

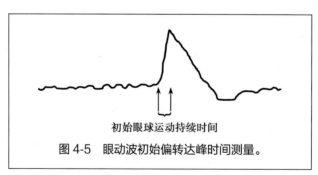

初始眼球运动持续时间

图 4-5　眼动波初始偏转达峰时间测量。

缓慢眼球运动（SEM）： 共轭、相对规律的正弦眼动波，初始偏转达峰时间通常 > 500ms。缓慢眼球运动可见于闭眼清醒期和 N1 期。

2. **当记录帧显示 2a 或 2b 或二者共存，并且占该帧 50% 以上时，判读为 W 期**（图 4-6）：
推荐

    a. 枕区［闭眼时产生后部优势节律（α 节律）者］记录到后部优势节律（α 节律）

    b. 与 W 期相符的其他发现（所有受检者）

      i. 眨眼（0.5~2.0Hz）

      ii. 快速眼球运动，伴正常或增高的额肌张力

      iii. 阅读眼动

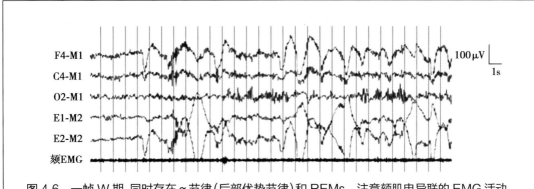

图 4-6　一帧 W 期,同时存在 α 节律(后部优势节律)和 REMs。注意颏肌电导联的 EMG 活动。

说明:

1. W 期代表清醒状态,从完全清醒到思睡(drowsiness)早期。思睡的电生理和心理特征可在 W 期出现甚至延续到 N1 期。

2. 在 W 期,大多数人闭眼时显示后部优势节律(α 节律)。睁眼时 EEG 为低波幅活动(主要为 β 和 α 频率),无后部优势节律(α 节律)。大约 10% 的人闭眼状态不产生后部优势节律(α 节律),另有 10% 的人只产生少量后部优势节律(α 节律)。这些人群枕区 EEG 活动在睁眼和闭眼状态相似。同步视频记录的睁眼或闭眼活动有助于确定后部优势节律(α 节律)的反应性。

3. W 期眼动主要为频率在 0.5~2.0Hz 的快速眨眼。眨眼消失是思睡的最早期标志。随着思睡程度加深,即使持续存在后部优势节律,也可能出现缓慢眼球运动。如果睁眼,则可见随意快速眼球运动和阅读眼动。

4. W 期颏 EMG 波幅变化较大,但通常高于其他睡眠期。

5. 患者与记录设备脱离期间应判读为 W 期。此期间如果存在短暂睡眠,对于整夜睡眠分期无显著影响。

6. 后部优势节律传统称为 α 节律,但术语后部优势节律更合适,因为并非所有 α 活动都是后部优势节律(α 活动以其他脑区为主导,例如,α 睡眠在额和中央区导联)。成人后部优势节律的正常范围是 8.5~13Hz,6 个月以上婴幼儿后部优势节律通常开始于 δ 和 θ 频率,随着年龄增长频率逐渐增加。

F. N1 期判读

1. 按照下列定义判读: 推荐

缓慢眼球运动(SEM): 共轭、相对规律的正弦眼动波,初始偏转达峰时间通常 >500ms。缓慢眼球运动可见于闭眼的清醒状态和 N1 期。

低波幅混合频率(low-amplitude, mixed-frequency, LAMF)脑电活动: 主要为 4~7Hz 低波幅 EEG 活动。

顶尖波(V wave): 波形尖锐,持续时间<0.5s(在波的基底部测量),中央区导联最明显,突显于背景脑电活动。最常见于向 N1 期转换时,但也可见于 N1 期或 N2 期。通常在足月出生后 4~6 个月开始出现。

睡眠起始: 除 W 期外,所记录到第一帧任何睡眠期的起点(绝大多数人睡眠起始为 N1 期第一帧)。

2. 有后部优势节律(α 节律)者,如后部优势节律(α 节律)减弱,并被低波幅混合频率脑电活动取代,且后者占一帧 50% 以上,判读为 N1 期 [1,2,3]。推荐

3. 无后部优势节律(α 节律)者,出现下列任一项时,判读为 N1 期 [1,2,3,4,5]:推荐
    a. EEG 活动为 4~7Hz 脑电波,较 W 期背景脑电频率减慢 ≥ 1Hz
    b. 顶尖波
    c. 缓慢眼球运动

4. 在无其他睡眠分期证据的情况下,如果一帧的大部分满足 N1 期标准(EEG 显示 LAMF 脑电活动),判读为 N1 期。随后帧显示 LAMF 脑电活动时继续判读为 N1 期,直到出现其他睡眠分期证据(通常为 W 期、N2 期或 R 期)(图 4-7)。推荐

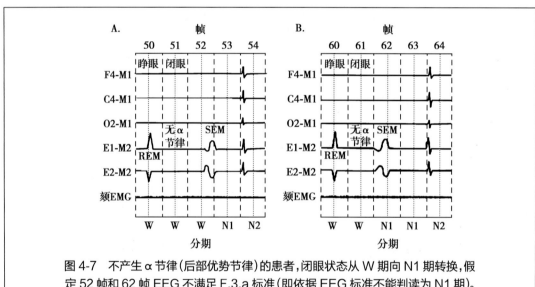

图 4-7 不产生 α 节律(后部优势节律)的患者,闭眼状态从 W 期向 N1 期转换,假定 52 帧和 62 帧 EEG 不满足 F.3.a 标准(即依据 EEG 标准不能判读为 N1 期)。
A. 52 帧继续判读为 W 期,因为缓慢眼球运动出现在该帧的后半帧。缓慢眼球运动意味着 N1 期起始,因此 53 帧判读为 N1 期。
B. 62 帧判读为 N1 期,因为缓慢眼球运动出现在该帧的前半帧。63 帧继续判读为 N1 期,直到 64 帧前半帧出现 N2 期证据的 K 复合波。

5. 当 N2 期出现觉醒时,若 EEG 显示低波幅混合频率脑电活动,无 1 个或多个 K 复合波和 / 或睡眠梭形波,则随后帧判读为 N1 期,直到出现其他睡眠分期证据(见 G.N2 期判读)。推荐

6. 当 R 期出现觉醒,且随后出现低波幅混合频率 EEG,无后部优势节律且伴有缓慢眼球运动,含缓慢眼球运动帧判读为 N1 期,即使颏 EMG 活动仍处于低水平(处于 R 期水平)。随后帧继续判读为 N1 期,直到出现其他睡眠分期证据(见 G.2 N2 期判读和 I.3 R 期

判读)。 推荐

> **说明：**
> 1. 可能出现顶尖波，但不是判读 N1 期的必要条件。
> 2. N1 期常出现缓慢眼球运动，但不是判读必要条件。
> 3. N1 期颏 EMG 波幅变化较大，但通常低于 W 期。
> 4. 因为缓慢眼球运动通常出现在后部优势节律(α 节律)减弱之前，所以部分不产生后部优势节律(α 节律)者睡眠潜伏期可能稍短于产生后部优势节律(α 节律)者。
> 5. 源于病理性(如神经性损伤、脑病或癫痫)θ 频率(4~7.99Hz)不应作为 N1 期判定依据。清醒状态下背景脑电活动慢的受检者，出现较清醒期背景脑电频率减慢>1Hz，且为非病理性脑电活动，应视为判读 N1 期的依据。

G. N2 期判读

1. 按照下列定义判读： 推荐

K 复合波：一个明晰可辨的陡峭负向波之后随即伴发一个正向波，突显于背景 EEG，持续时间 ≥ 0.5s，通常额区导联记录的波幅最大。判读觉醒相关性 K 复合波，觉醒须与 K 复合波同时出现，或觉醒起始点与 K 复合波终止点间隔<1s(见 V . 觉醒规则)。

睡眠梭形波：成串出现、频率 11~16Hz(最常见 12~14Hz)、明显可辨的正弦波，持续时间 ≥ 0.5s，通常中央区导联记录的波幅最大。

2. 如果判读帧的前半帧或前一帧的后半帧，存在下列任 1 项，判读为 N2 期起始(不符合 N3 期判读标准)[1,2,3]：推荐

    a. 1 个或多个非觉醒相关性 K 复合波

    b. 1 个或多个睡眠梭形波

3. 如果一帧中大部分满足 N2 期标准，判读为 N2 期。如果 1 次觉醒出现在规则 G.2.a 或 G.2.b 中描述波之后的同帧或随后帧(图 4-8)，觉醒之前所记录的脑电判读为 N2 期(见规则 G.6.b)[1,4]。 推荐

4. 如果判读帧之前数帧存在下列任一项，并且无觉醒，继续将无 K 复合波或睡眠梭形波的低波幅混合频率脑电活动帧判读为 N2 期：推荐

    a. 非觉醒相关性 K 复合波

    b. 睡眠梭形波

5. N3 期随后数帧不符合 N3 期标准时，如果无觉醒且不满足 W 期或 R 期标准，判读为 N2 期。(图 4-9) 推荐

6. 出现下列任一项，N2 期结束[5,6]：推荐

    a. 转为 W 期

    b. 一次觉醒后为低波幅混合频率 EEG(转为 N1 期，直到出现非觉醒相关性 K 复合波或睡眠梭形波)(图 4-8)，前提是这一帧不符合 R 期标准(规则 I.3)(图 4-12C)

    c. 一次大体动后伴随缓慢眼球运动和低波幅混合频率 EEG，并且无非觉醒相关

性 K 复合波或睡眠梭形波(大体动帧后的记录帧判读为 N1 期;如果无缓慢眼球运动,则大体动帧后的记录帧判读为 N2 期;大体动帧采用后述标准 J 判读)(图 4-10)

d. 转为 N3 期

e. 转为 R 期

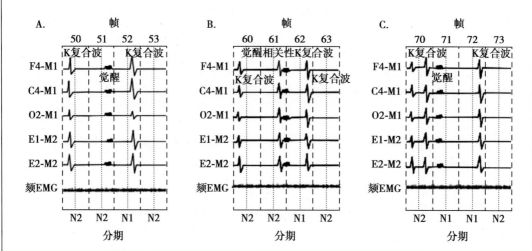

图 4-8　N2 期起始与持续。除非特殊说明,EEG 视为 LAMF。

A. N2 期起始。50 帧前半帧存在 K 复合波(非觉醒相关),判读为 N2 期(规则 G.2)。51 帧大部分为 N2 期持续,判读为 N2 期(规则 G.3)。随后出现 1 次觉醒,52 帧判读为 N1 期(规则 G.6.b),直到出现其他睡眠分期的证据。52 帧后半帧出现 1 个 K 复合波,故 53 帧判读为 N2 期(规则 G.2)。

B. 61 帧结束时,出现 1 个觉醒相关性 K 复合波,62 帧判读为 N1 期(规则 G.6.b)。觉醒相关性 K 复合波不是 N2 期的证据。63 帧依据规则 G.2 判读为 N2 期。

C. 70 帧后半帧出现 K 复合波,但 N2 期仅持续到 71 帧出现觉醒。由于 71 帧大部分处在觉醒之后,判读为 N1 期。72 帧判读为 N1 期,因为 K 复合波出现在后半帧。

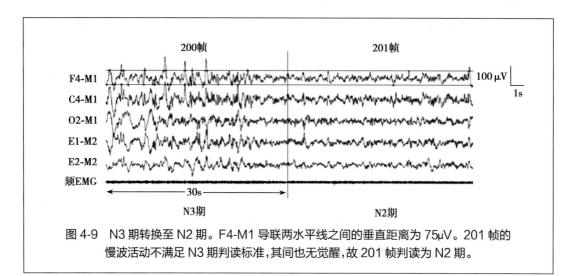

图 4-9　N3 期转换至 N2 期。F4-M1 导联两水平线之间的垂直距离为 75μV。201 帧的慢波活动不满足 N3 期判读标准,其间也无觉醒,故 201 帧判读为 N2 期。

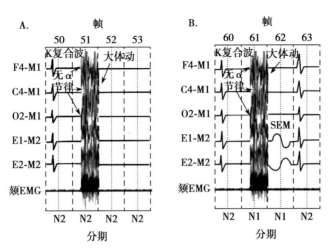

图 4-10 N2 期因大体动终止。除非特殊说明,EEG 为低波幅混合频率活动。
A. 52 帧继续判读为 N2 期,因大体动后未出现缓慢眼球运动。51 帧按大体动规则(J 部分)判读。由于 51 帧不存在 α 活动,并且此前一帧和随后帧不是 W 期,大体动帧与随后帧相同(判读为 N2 期,规则 J.4)。
B. 62 帧判读为 N1 期(大体动后 N2 期终止),因为大体动后出现缓慢眼球运动和低波幅混合频率 EEG(规则 G.6.c)。63 帧判读为 N2 期,因为非觉醒相关性 K 复合波出现在该帧的前半帧。

说明:

1. 记录帧满足规则 G.2 标准,称为明确 N2 期。如果判读 N2 期和 R 期出现冲突,R 期规则优先(规则 I.4)。
2. 含觉醒相关性 K 复合波的数帧,持续判读为 N1 期,直至出现睡眠梭形波或非觉醒相关性 K 复合波。
3. 判读 N2 期睡眠时,觉醒按"Ⅴ.觉醒规则"规则 A.1 判读。
4. 判读 K 复合波和 / 或睡眠梭形波、REMs 并存的数帧,见规则 I.7。
5. N2 期 EOG 通常无眼球运动,但有些患者可能存在缓慢眼球运动。
6. N2 期颏 EMG 波幅变化较大,但通常较 W 期低,也可能同 R 期一样低。

H. N3 期判读 [1]

1. 按照下列定义判读 [2,3]: 推荐

慢波活动:频率 0.5~2Hz,额区导联峰 - 峰波幅>75μV,参考电极为对侧耳部或乳突部(F4-M1,F3-M2)

2. 不考虑年龄因素,当一帧 ≥ 20% 为慢波活动时,判读为 N3 期 [4,5,6,7]。 推荐

说明:

1. N3 期代表慢波睡眠,替代了 Rechtschaffen 和 Kales 睡眠分期规则的 3 期和 4 期。
2. K 复合波,如果满足慢波活动定义则视为慢波。
3. 满足慢波活动标准的病理性脑电波,如因神经性损伤、脑病或癫痫引起的,不能判读为睡眠慢波活动。同样,伪迹或非脑源性波也不能判读为慢波。
4. 睡眠梭形波在 N3 期可能持续存在。
5. N3 期通常无眼球运动。
6. N3 期额 EMG 波幅变化较大,但通常低于 N2 期,有时同 R 期一样低。
7. 准确识别慢波有一定困难,现行数字分析系统中设置了 75μV 标示线用于识别 δ 波,有助于判读,以标记待分慢波并量化慢波活动总持续时间。

I. R 期判读

1. 按照下列定义判读: 推荐

快速眼球运动(REMs):EOG 导联记录到共轭、不规则、波峰锐利的眼动波,初始偏转达峰时间通常<500ms。快速眼球运动是 R 期睡眠特征,也见于清醒状态睁眼扫视周围环境时。

低张力额 EMG:基线额 EMG 张力低于其他任何睡眠期,通常为整个记录期间最低水平。

锯齿波:成串尖锐或三角形,通常呈锯齿状的脑电波,频率 2~6Hz,颅中央区波幅最大,通常但不总是出现于阵发性快速眼球运动之前。

短暂肌电活动:短暂、不规律的阵发 EMG 活动,持续时间通常<0.25s,叠加于低张力 EMG 上。此种肌电活动可见于额或胫骨前 EMG 导联,也可见于 EEG 或 EOG 导联,后者提示存在脑神经支配的肌肉(面部和头皮肌肉)活动。此种活动在快速眼球运动时最明显。

2. 出现下列所有现象,判读为 R 期睡眠(明确 R 期):[1,2,3,4,5,6] 推荐

  a. 低波幅混合频率 EEG,无 K 复合波或睡眠梭形波
  b. 记录帧大部分呈现低张力额 EMG,同时伴 REMs
  c. REMs 出现在记录帧的任何位置

3. 明确 R 期(规则 I.2)之前和之后无快速眼球运动的睡眠帧,如果满足下列所有条件,判读为 R 期(图 4-11、图 4-12 和图 4-13): 推荐

  a. 低波幅混合频率 EEG,无 K 复合波或睡眠梭形波[4]
  b. 额 EMG 张力仍低(在 R 期水平)
  c. 中间无觉醒(图 4-12C)
  d. 觉醒或 W 期后无缓慢眼球运动[5]

4. 如果一帧大部分符合 R 期标准(I.2,I.3,I.5),判读为 R 期。R 期规则优先于 N2 期规则。(图 4-12 中 62 帧,图 4-13 中 72 帧) 推荐

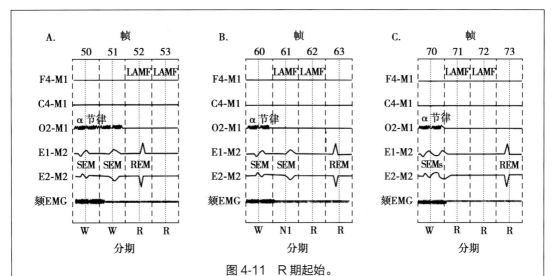

图 4-11　R 期起始。

A. 52 帧为明确 R 期。53 帧依据规则 I.5（R 期持续规则）判读为 R 期。

B. 61 帧 α 节律被低波幅混合频率（LAMF）EEG 活动取代，判读为 N1 期。该帧的后半帧出现缓慢眼球运动，尽管判读 N1 期不需要有缓慢眼球运动，但缓慢眼球运动的出现使该帧不能判读为 R 期（规则 I.3.d）。62 帧依据规则 I.3 判读为 R 期。

C. 71 帧大部分符合规则 I.3 标准，判读为 R 期。

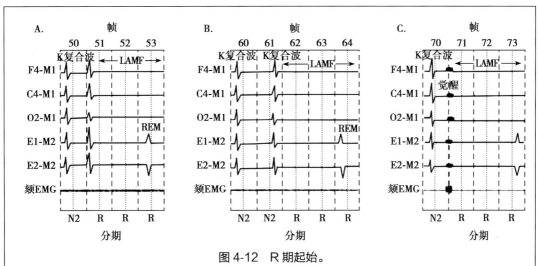

图 4-12　R 期起始。

A. 从明确 N2 期（50 帧）转换为明确 R 期（53 帧）。51 帧的大部分和 52 帧的全部为低波幅混合频率 EEG，无睡眠梭形波或 K 复合波，并且颏 EMG 是在 R 期水平。因为 51 帧和 52 帧与明确 R 期（53 帧）是连续的，所以 51 帧和 52 帧判读为 R 期。

B. 60 帧为明确 N2 期帧。61 帧按照 N2 期持续规则判读为 N2 期。62 帧和 63 帧为低波幅混合频率 EEG，无睡眠梭形波或 K 复合波，颏 EMG 在 R 期水平，并且与明确 R 期帧（64 帧）相连续，判读为 R 期。注意，采用规则 G.2，62 帧应判读为 N2 期。不过 R 期规则（I.3）优先。

C. 采用规则 G.6.b，71 帧应判为 N1 期（觉醒后 N2 期终止）。不过 REM 规则 I.3 优先，因此 71 帧、72 帧和 73 帧判读为 R 期。

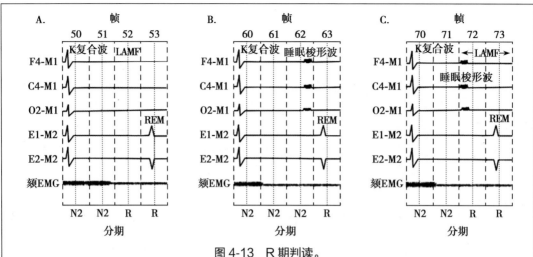

图 4-13 R 期判读。

A. 明确 N2 期(50 帧)与明确 R 期(53 帧)之间的转换。52 帧为低波幅混合频率 EEG,无 K 复合波或睡眠梭形波,颏 EMG 在 51 帧终止前已经降至 R 期水平,判读为 R 期。

B. 明确 N2 期(60 帧)与明确 R 期(63 帧)之间的转换。N2 期持续至最后一个 K 复合波或睡眠梭形波。

C. 72 帧判读为 R 期,因为 72 帧的大部分(前半帧睡眠梭形波后)为低波幅混合频率 EEG,无 K 复合波或睡眠梭形波,颏 EMG 在 R 期水平,并且这部分记录与明确 R 期(73 帧)是连续的。注意,依据规则 G.2,72 帧应判读为 N2 期。但是,规则 I.3 优先于规则 G.2,因为 72 帧大部分符合 I.3 标准,因此判读为 R 期。

5. 如果满足下列所有项,则明确 R 期(I.2 定义)随后的睡眠片段,在无快速眼球运动时,继续判读为 R 期:(图 4-14 至图 4-18) 推荐

    a. EEG 显示为低波幅混合频率活动,无 K 复合波或睡眠梭形波

    b. 这一帧大部分为低张力(R 期水平)颏 EMG

    c. 无觉醒

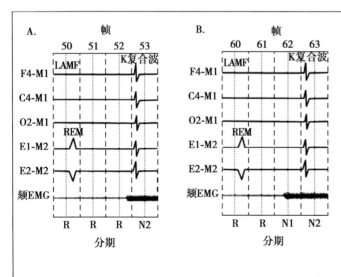

图 4-14 R 期持续和结束。除非特殊说明,EEG 为低波幅混合频率活动。

A. 50 帧为明确 R 期(规则 I.2)。51 帧和 52 帧颏 EMG 张力仍低,EEG 无 K 复合波或睡眠梭形波,继续判读为 R 期。52 帧直到后半帧颏 EMG 才开始增高,仍然判读为 R 期。53 帧前半帧出现非觉醒相关性 K 复合波,判读为 N2 期。

B. 60 帧为明确 R 期,61 帧颏 EMG 仍低,且 EEG 为低波幅混合频率活动,持续判读为 R 期。62 帧大部分颏 EMG 增高,不再判读为 R 期,因该帧 EEG 为低波幅混合频率,且前半帧无 K 复合波或睡眠梭形波,故判读为 N1 期。

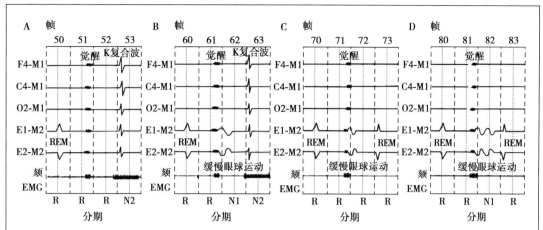

图 4-15 觉醒后伴缓慢眼球运动，R 期结束。除非特殊说明，EEG 为低波幅混合频率活动。

A. R 期出现觉醒，随后为低波幅混合频率 EEG，无缓慢眼球运动。52 帧继续判读为 R 期，因为 EEG 显示为低波幅混合频率，并且该帧大部分颏 EMG 张力仍低（在 R 期水平）。比较觉醒对 R 期和 N2 期的影响（图 4-8）。

B. R 期出现觉醒，随后为缓慢眼球运动和低波幅混合频率 EEG。因为缓慢眼球运动出现在觉醒之后，62 帧判读为 N1 期，即使颏 EMG 处于 R 期水平。随后帧继续判读为 N1 期，直至出现其他睡眠分期证据（此处 63 帧判读为 N2 期）。

C. R 期出现觉醒，随后为缓慢眼球运动和低波幅混合频率 EEG。然而，72 帧大部分无缓慢眼球运动，且 73 帧为明确 R 期，根据规则 I.3，72 帧判读为 R 期。

D. R 期出现觉醒，随后为缓慢眼球运动和低波幅混合频率 EEG，且颏 EMG 在 R 期水平。82 帧大部分伴有缓慢眼球运动，即使 EMG 在 R 期水平，此帧也判读为 N1 期。随后帧继续判读 N1 期，直至出现其他睡眠分期证据（此处 83 帧判读为 R 期）。

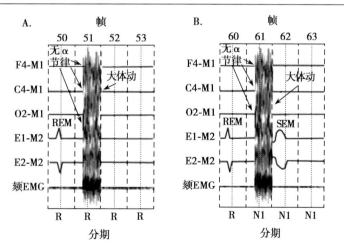

图 4-16 R 期因大体动结束。除非特殊说明，EEG 为低波幅混合频率活动。

A. 52 帧 EEG 为低波幅混合频率活动，颏 EMG 张力仍低，且大体动后无缓慢眼球运动，继续判读为 R 期。注意，如果 51 帧存在 α 活动而判读为 W 期，则 R 期结束（见 "J. 大体动判读" 部分）。

B. 62 帧大体动后出现缓慢眼球运动，即使 EEG 为低波幅混合频率活动且颏 EMG 张力仍低，也不能判读为 R 期。

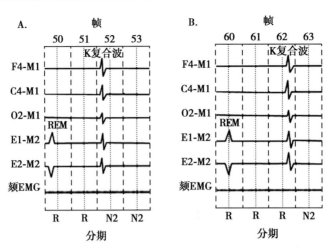

图 4-17 R 期转换为 N2 期,除非特殊说明,EEG 为低波幅混合频率活动。

A. 50 帧为明确 R 期。51 帧依据规则 I.5(R 期持续规则)判读为 R 期。52 帧前半帧出现非觉醒相关性 K 复合波,判读为明确 N2 期。

B. 62 帧后半帧才出现 K 复合波,故判读为 R 期。

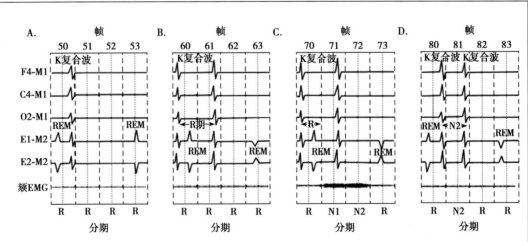

图 4-18 快速眼球运动与 K 复合波并存于一帧。

A. 50 帧大部分符合 R 期规则,判读为 R 期(规则 I.7.c)。51 帧和 52 帧依据规则 I.3 判读为 R 期。

B. 60 帧和 61 帧大部分符合 R 期规则,判读为 R 期(规则 I.7.c)。

C. 71 帧大部分颏 EMG 张力未达到 R 期水平,判读为 N1 期。72 帧为明确 N2 期。注意,规则 I.3 不适用于 72 帧,因为颏 EMG 未达到 R 期水平。

D. 80 帧大部分符合 R 期规则(规则 I.7.c),判读为 R 期。81 帧大部分符合 N2 期规则(规则 I.7.a),判读为 N2 期。82 帧依据规则 I.3 判读为 R 期,规则 I.3 优先于 N2 期判读规则 G.2。83 帧为明确 R 期。

6. **出现下列一项或一项以上时 R 期结束：** 推荐

　　a. 转换为 W 期或 N3 期。

　　b. 一帧中大部分颏 EMG 张力高于 R 期水平，并且符合 N1 期标准(图 4-14,62 帧)

　　c. 出现觉醒，将含缓慢眼球运动、无后部优势节律的低波幅混合频率 EEG 判读为 N1 期，即使颏 EMG 活动仍低(在 R 期水平)。其后只要存在缓慢眼球运动持续判读 N1 期，直至出现其他睡眠分期证据，通常是 N2 期(规则 G.2)或 R 期(规则 I.2 和 I.3)。若觉醒后无缓慢眼球运动，且颏 EMG 张力仍低，继续判读为 R 期(图 4-15)。

　　d. 大体动后出现缓慢眼球运动和低波幅混合频率 EEG，无非觉醒相关性 K 复合波或睡眠梭形波(大体动随后帧判读为 N1 期。如果大体动后无缓慢眼球运动，且颏 EMG 张力仍然低，继续判读为 R 期；含大体动帧采用 J 部分判读规则)。(图 4-16)

　　e. 一或多个非觉醒相关性 K 复合波或睡眠梭形波，出现在无快速眼球运动记录帧的前半帧，即使颏 EMG 张力仍然低，此帧也判读为 N2 期。(图 4-17)

7. **快速眼球运动、睡眠梭形波和 / 或 K 复合波并存于低颏 EMG 活动记录段帧的判读规则** [1,2,3,4,5,6] 推荐

　　a. 两个 K 复合波之间，两个睡眠梭形波之间，或者一个 K 复合波与一个睡眠梭形波之间，如果无快速眼球运动判读为 N2 期。

　　b. 记录帧内含快速眼球运动，无 K 复合波或睡眠梭形波，颏 EMG 张力在 R 期水平，判读为 R 期。

　　c. 如果一帧的大部分符合 N2 期判读规则，则判读为 N2 期；如果一帧中大部分符合 R 期判读规则，则判读为 R 期。(图 4-18)

说明：

1. 依据规则 I.2 定义的记录帧，称为明确 R 期。

2. R 期低波幅混合频率活动与 N1 期相似。有些患者自发 α 活动与低波幅快频率波相混合。有些患者 R 期 α 频率活动可能较 N1 期明显。R 期 α 频率通常较清醒期慢 1~2Hz。

3. 锯齿波或短暂肌电活动强烈支持 R 期判读，当确定 R 期困难时，这些线索有助于 R 期判读，但并不是 R 期判读的必要条件。

4. 判读存在低颏 EMG 张力，并且快速眼球运动与 K 复合波或睡眠梭形波共存的记录帧见规则 I.7。

5. 缓慢眼球运动可见于 R 期，但觉醒之后伴随缓慢眼球运动，同时存在低波幅混合频率活动 EEG，即使颏 EMG 张力仍低，也提示转换为 N1 期。

6. 低颏 EMG 活动，并且快速眼球运动与睡眠梭形波和 / 或 K 复合波共存的情况，通常出现在夜间第一个 R 期阶段。

J. 大体动判读

1. 依据下列定义判读：推荐

大体动：身体运动和肌电干扰占记录帧 EEG 的一半以上，导致该帧难以判读睡眠分期。

2. 如果记录帧存在部分后部优势节律（α 节律）（即使持续时间 <15s），判读为 W 期。推荐

3. 如果无可辨析的后部优势节律（α 节律），而大体动帧之前或随后记录帧为 W 期，判读为 W 期。推荐

4. 其他情况下，判读为与随后帧相同的睡眠期。推荐

Ⅳ. 睡眠分期规则

第二部分：儿童规则

A. 儿童睡眠分期规则适用年龄

儿童睡眠分期规则适用于足月出生后 2 月龄及以上儿童的睡眠和清醒期判读[1,2]。推荐

> 说明：
> 1. 足月出生 2 月龄以内的儿童，参考Ⅳ. 睡眠分期规则第三部分：婴儿规则。
> 2. 儿童睡眠分期规则没有明确的年龄上限，请参考儿童专家组文献综述（见 I. 参考文献）。

B. 技术规范

技术方面除下列说明之外，参见Ⅳ. 睡眠分期规则第一部分：成人规则，以及Ⅲ. 技术和数据规范[1]。推荐

> 说明：
> 1. 成人 EEG、EOG 和颏 EMG 导联适用于儿童和婴儿，但由于儿童和婴儿头型较小，所以颏 EMG 电极间距离通常须从 2cm 缩短到 1cm，EOG 电极与眼睛的距离通常须从 1cm 缩短到 0.5cm。

C. 睡眠分期判读总则

1. **下列术语用于足月出生 2 月龄及以上儿童睡眠分期判读：**推荐
   a. W 期（清醒期）
   b. N1 期（NREM 1）
   c. N2 期（NREM 2）
   d. N3 期（NREM 3）
   e. N 期（NREM）
   f. R 期（REM）
   并非所有足月出生 2 月龄婴儿睡眠脑电波波形都发育得好，因此下列情况可能适用[1,2,3,4,5]：
2. 如果全部 NREM 睡眠记录帧无可识别的睡眠梭形波、K 复合波或 0.5~2Hz 的高波幅慢波活动，判读所有记录帧为 N 期（NREM）。推荐
3. 如果某些 NREM 睡眠记录帧含有睡眠梭形波或 K 复合波，判读这些帧为 N2 期

（NREM 2）。其余 NREM 睡眠记录帧，如果慢波活动短于记录帧的 20%，判读为 N 期（NREM）。推荐

4. 如果某些 NREM 睡眠帧中慢波活动 ≥ 20%，判读这些帧为 N3 期（NREM3）。其余记录帧，如果无 K 复合波或睡眠梭形波，判读为 N 期（NREM）。推荐

5. 如果 NREM 发育完全，即一些记录帧含有睡眠梭形波或 K 复合波，另外一些帧含有足够数量的慢波活动，应像较大儿童或成人一样，将此婴儿 NREM 睡眠判读为 N1、N2 或 N3 期。推荐

说明：
1. 睡眠梭形波可见于足月出生后 6 周至 3 月龄，所有婴儿足月出生 3 月龄后都存在。这一年龄段，梭形波在大脑半球间是不同步的，但 1 岁以后基本同步。
2. K 复合波通常在足月出生后 3~6 月龄出现。
3. 额区 0.5~2Hz 的 EEG 活动，典型波幅 100~400μV，最早见于 2 月龄，通常在足月出生后 4~5 月龄出现。慢波活动判读标准同成人（波幅＞75μV，0.5~2.0Hz）。
4. 大部分足月出生后 5~6 月龄婴儿 NREM 睡眠可判读为 N1、N2 或 N3 期，偶尔早至足月出生后 4 月龄婴儿。
5. 对于足月出生后不满 6 月龄的婴儿，非 EEG 参数有助于区分 NREM 睡眠和 REM 睡眠。REM 睡眠参数包括出现呼吸不规律、额肌张力降低、短暂肌电活动（肌肉颤搐）和快速眼球运动；NREM 睡眠参数包括呼吸平稳、无眼球运动、额肌张力存在。

D. W 期判读

1. 按照下列定义判读[1,2,3]：推荐

眨眼： 清醒期睁眼或闭眼状态下出现频率为 0.5~2.0Hz 的共轭垂直眼动。

阅读眼动： 儿童阅读或扫视周围环境时，记录到成串共轭眼动，初始为慢相眼动，随后为相反方向快相眼动。

快速眼球运动（REMs）： EOG 导联记录到的共轭、不规则、波峰锐利的眼动，初始偏转达峰时间通常＜500ms。尽管快速眼球运动为 R 期睡眠的特征，也可见于清醒状态睁眼扫视周围环境时。

后部优势节律（PDR）： 清醒、闭眼、放松状态下，枕区记录到的主要 EEG 节律，婴儿和幼儿时期较慢，睁眼或注意力集中时减弱。最早出现在足月出生 3~4 月龄时，频率为 3.5~4.5Hz；5~6 月龄时，频率为 5~6Hz；3 岁时，频率为 7.5~9.5Hz。波幅通常＞50μV。年龄较大儿童和成人的后部优势节律通常称为 α 节律[1,2]。（表 4-1）

2. 下列一项或两项占记录帧 50% 以上，判读为 W 期：推荐

　　a. 枕区产生与年龄相适应的后部优势节律（闭眼产生 α 节律者）

　　b. 其他与 W 期相符的发现（所有受检者）

　　　　i. 眨眼（0.5~2.0Hz）

　　　　ii. 快速眼球运动，伴正常或增高的额肌张力

　　　　iii. 阅读眼动

表 4-1　脑电波形出现的初始年龄

EEG 波形	出现年龄
睡眠梭形波	足月出生后 6 周至 3 月龄
K 复合波	足月出生后 3~6 月龄
慢波活动	足月出生后 2~5 月龄
后部优势节律	
频率 3.5~4.5Hz	足月出生后 3~4 月龄
频率 5~6Hz	足月出生后 5~6 月龄
频率 7.5~9.5Hz	3 岁
平均频率 9Hz	9 岁
平均频率 10Hz	15 岁
顶尖波	足月出生后 4~6 月龄
睡前超同步（hypnagogic hypersynchrony，HH）	足月出生后 3~6 月龄

说明：

1. 婴儿和儿童 PDR 通常混杂 EEG 慢波节律，包括：

   a. 儿童后头部慢波（posterior slow waves of youth，PSW）是两侧间断呈现，但常为非对称性 2.5~4.5Hz 的慢波，融合或叠加于 PDR 上，波幅通常 <PDR 的 120%，睁眼时阻滞，思睡和睡眠时消失。PSW 在年龄 <2 岁儿童中不常见，在 8~14 岁最常见，21 岁后也不常见。

   b. 除了 PSW，健康儿童清醒期 PDR 常包含中等波幅混合慢 EEG 活动（典型的 <100μV，2.5~4.5Hz）。PDR 中混杂 δ-θ 慢波是 1~15 岁儿童 EEG 正常所见，5~7 岁时特别明显，随着年龄增长混杂慢波数量减少，频率增加。当波幅 <PDR 的 120% 时，睁眼时阻滞，思睡时消失，混合慢波是"正常的"。

2. 婴儿自发性闭眼是思睡信号。

3. 儿童阅读眼动最高波幅和最锐利部分为枕区导联记录到的负相波，通常持续 150~250ms，波幅高达 65μV。

E. N1 期判读

1. 按照下列定义判读：推荐

缓慢眼球运动（SEM）： 共轭、相对规律的正弦眼动波，初始偏转达峰时间通常 >500ms。缓慢眼球运动可见于清醒闭眼状态和 N1 期。

低波幅混合频率（LAMF）脑电活动： 主要为 4~7Hz 低波幅 EEG 活动。

顶尖波(V波): 波形尖锐,持续时间<0.5s(在波形基底部测量),中央区导联明显,突显于背景脑电活动。通常见于向 N1 期转换时,也见于 N1 期或 N2 期。这些波形通常最早见于足月出生后 4~6 个月。

睡眠起始: 除 W 期外,记录到任何睡眠期第一帧的起点,绝大多数为 N1 期第一帧。

睡前超同步(HH): 阵发性出现的,弥漫性 75~350μV,3~4.5Hz 的高波幅正弦波,这些活动突然开始,广泛分布,通常在中央区、额区或额中央区最明显,可出现于 N1 期和 N2 期。

2. 产生后部优势节律(PDR)者,如果 PDR 减弱或被低波幅混合频率活动取代,且大于一帧的 50%,判读为 N1 期。[1,2,3,4] 推荐

3. 不产生后部优势节律者,开始出现下列任一现象时,即判读为 N1 期 [5]: 推荐

    a. 较 W 期背景频率减慢 ≥1~2Hz 的 4~7Hz 脑电活动

    b. 缓慢眼球运动

    c. 顶尖波

    d. 睡前超同步

    e. 弥散或枕区占优势,高波幅、节律性 3~5Hz 活动

说明:

1. 绝大多数人,睡眠起始为 N1 期的第一帧,但足月出生后 2 个月内的婴儿通常起始于 R 期。

2. 6~8 月龄婴儿思睡的特点是逐渐出现的弥漫性高波幅(通常 75~200μV)3~5Hz 脑电活动,比清醒背景脑电的波幅更高、更弥漫并且慢 1~2Hz。

3. 8 月龄至 3 岁儿童思睡的特点:弥漫性或突发节律性或半节律性双侧同步 75~200μV,3~4Hz 活动,通常枕区最明显,和/或高波幅(>200μV)4~6Hz θ 活动,额中央区或中央区最明显。

4. 3 岁后,睡眠起始特点通常是比 PDR 频率慢 1~2Hz,和/或 PDR 弥漫性分布,然后逐渐被低波幅混合频率 EEG 活动所取代。

5. 睡前超同步是思睡和 N1 期睡眠的特征性 EEG 形式,通常随 NREM 期睡眠深度的增加而消失。睡前超同步见于 30% 的足月出生后 3 月龄婴儿,95% 的 6~8 月龄正常儿童;4~5 岁后少见,11 岁健康儿童只有 10% 可见,12 岁以后罕见。

F. N2 期判读

与成人规则相同,见Ⅳ.睡眠分期规则第一部分:成人规则,G 部分 [1,2,3]。 推荐

说明:

1. 睡眠梭形波通常最早见于足月出生后 4~6 周龄婴儿,为短暂低波幅 12~14Hz 类正弦波,顶区最明显,8~9 周龄时波形成熟可见。

2. 80% 的 <13 岁儿童睡眠梭形波有 2 个独立的频率范围和头皮定位区：10.0~12.75Hz 位于额区，12.5~14.75Hz 于中央区或中央顶区最明显。

3. K 复合波通常在足月出生后 5~6 月龄出现，前额区和额区最明显，与成人相同。

G. N3 期判读

与成人规则相同，见 Ⅳ . 睡眠分期规则第一部分：成人规则，H 部分[1]。 推荐

说明：
1. 儿童慢波活动通常为高波幅（100~400μV），0.5~2.0Hz 的脑电活动，额区推荐导联最明显，最早出现于足月出生后 2 个月，3~4.5 月龄更常见。

H. R 期判读

与成人规则相同，见 Ⅳ . 睡眠分期规则第一部分：成人规则，I 部分[1]。 推荐

说明：
1. 婴儿或儿童 R 期持续的低波幅混合频率 EEG 活动与成人相似，但主频率随年龄增长而增加。足月出生后 7 周约为 3Hz，5 月龄时为 4~5Hz 伴阵发性锯齿波，9 月龄时为 4~6Hz，1~5 岁可见较长段 5~7Hz 顿挫 θ 活动呈现在背景脑电活动中，5~10 岁时 R 期低波幅混合频率活动与成人相似。

I. 参考文献

下列参考文献适用于 Ⅳ . 睡眠分期规则第二部分：儿童规则。

GRIGG-DAMBERGER M, GOZAL D, MARCUS CL, et al. The visual scoring of sleep and arousal in infants and children [J]. J Clin Sleep Med, 2007, 3 (2): 201-240. doi: 10. 5664/jcsm. 26819.

Ⅳ. 睡眠分期规则

第三部分: 婴儿规则

A. 婴儿睡眠分期规则适用年龄

　　婴儿睡眠分期规则适用于足月出生后 0~2 月龄(矫正胎龄 37~48 周龄)婴儿的睡眠和清醒期判读。推荐

　　a. 矫正胎龄(post menstrual age,PMA)[既往称胎龄(conceptional age,CA)]是出生时孕龄(gestational age,GA)加上产后周数。孕龄是指母亲末次月经第一天到生产时的完整周数。如果使用辅助生殖技术,GA 按 PMA 加 2 周计算。实序年龄(chronological age)(产后或法定年龄),是从出生开始时计算的年龄(可用天、月、年表示)。

　　b. 出生时,婴儿分类如下:早产儿(孕期<37 周);足月儿(孕期 37~44 周);过期产儿(孕期 44 周后出生)。出生后 28 天内为新生儿,出生后 1~12 个月为婴儿(见 H. 参考文献 2)。

　　c. 掌握婴儿 PMA 对解释 EEG 或 PSG 的正常、不成熟或异常至关重要,因为无论在子宫内还是出生后,婴儿大脑和 EEG 持续发展、成熟的速度是相似的。

　　d. 早产儿(PMA<37 周龄)睡眠分期判读参考婴儿和儿童专家组文献综述(见 H. 参考文献 3)。

B. 技术规范

　　1. 除下述技术规范,参考Ⅳ. 睡眠分期规则第一部分:成人规则,以及Ⅲ. 技术和数据规范。推荐

　　2. 成人 EEG、EOG 和颏 EMG 电极导联连接适用于婴儿睡眠记录,因为婴儿头颅尺寸小,颏 EMG 电极距离通常需要从 2cm 缩短到 1cm,EOG 电极与眼睛的距离通常需要从 1cm 缩短到 0.5cm。推荐

　　3. 2 岁以内儿童睡眠梭形波不是同步出现,可能在中线中央顶区(C3-Cz 与 C4-Cz)和中央区(C3-M2 与 C4-M1)更显著,应考虑同时放置推荐电极、备份电极和 Cz(中线中央区)(如蒙太奇: F4-M1,C4-M1,O2-M1,F3-M2,C3-M2,O1-M2,C4-Cz,C3-Cz)[1]。选择

　　4. 行为模式非常有助于婴儿睡眠分期,同步音频和视频记录很有必要。推荐

说明:
1. 初始睡眠梭形波最早见于 PMA 43~48 周龄婴儿中线中央区(Cz,顶区),通常不同步,因此可考虑同时放置左侧、右侧和中线中央区 EEG 导联(如 C3-Cz,Cz-C4)。此年龄段婴儿的睡眠梭形波通常为 12~14Hz 的低电压波,而非年龄增长后所见的 11~16Hz 较宽频率范围的波。

---

2. 行为特征是婴儿睡眠分期的重要组成部分,在可能的情况下,应尽量将视频聚焦在患者面部和身体上,以识别睁眼、闭眼和各种细微动作。

C. 睡眠分期判读总则

1. 下列术语适用于足月出生 0~2 月龄 (PMA 37~48 周龄) 婴儿睡眠分期判读[1,2]: 推荐
   a. W 期(清醒期)
   b. N 期(NREM)
   c. R 期(REM)
   d. T 期(转换期)

2. 使用下列判读规则: 推荐
   a. 睡眠监测开始后,按每 30s 记录帧进行睡眠分期的判读
   b. 逐帧标定睡眠分期
   c. 如果 2 个或多个睡眠分期并存于同一记录帧,判读为占比最大的睡眠分期
   d. 如果 2 项或更多 PSG 特征不符合 R 期或 N 期睡眠,判读此帧为 T 期(转换期)睡眠
   e. 第一帧睡眠判读为睡眠起始[3]

3. PMA 38~48 周婴儿睡眠和清醒期判读,须基于行为观察,呼吸是否规律,以及 EEG、EOG、颏 EMG 的形式(表 4-2 至表 4-7)。推荐

4. 基于表 4-2 定义的行为特征判读睡眠[4]。推荐

表 4-2　各睡眠分期的行为特征

分期	行为特征
清醒	睁眼时的安静或活动状态,扫视眼动;哭泣时可见短暂闭眼
N	闭眼,几乎无运动,可见吸吮动作
R	闭眼,闭合眼睑下可见 REMs,扭动,吸吮,嘴角蠕动,面部或肢体的细小活动

5. 基于表 4-3 定义的呼吸特征判读睡眠[5,6]。推荐

表 4-3　各睡眠分期的呼吸特征

分期	呼吸特征
清醒	不规律,浅而快
N	规律
R	不规律,有中枢型呼吸停顿(满足或不满足呼吸暂停标准)

6. 基于表 4-4 定义的 EEG 特征判读睡眠(图 4-19)。推荐

表 4-4　各睡眠分期的 EEG 特征[7,8]

形式	EEG 特征	分期
不连续波		
交替波 (trace alternant, TA)[9,10]	足月出生婴儿,通常仅见于 N 期。特征是两侧同步、对称、阵发的高电压(50~150μV)、1~3Hz 的 δ 活动,持续 5~6s(范围 3~8s)EEG,与低电压(25~50μV)、4~7Hz 的 θ 活动(范围 4~12s)交替出现,至少 3 次。	N
连续波		
低电压不规则波 (low voltage irregular, LVI)	以 θ 活动为主伴 δ 波的持续低电压混合频率活动	R,W
高电压慢波 (high voltage slow, HVS)[11]	持续、同步、对称,以 1~3Hz 高电压 δ 活动为主	N,罕见 R
混合波 (mixed, M)	由高电压慢波和低电压混合节律波构成,二者混合出现,几乎无周期性,波幅比 HVS 低	W,R,罕见 N
有特定意义的波形		
睡眠梭形波	12~14Hz,不同步,中线中央区(Cz)和中央区导联最明显,仅见于 N 期睡眠	N

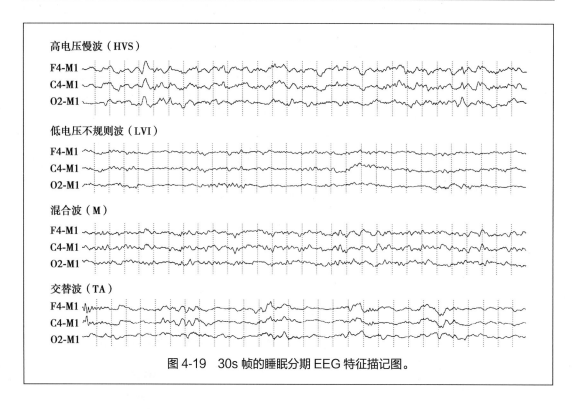

图 4-19　30s 帧的睡眠分期 EEG 特征描记图。

7. 根据下列定义和表 4-5 定义的 EOG 特征判读睡眠分期。 推荐

眨眼：清醒期睁眼或闭眼导致的 0.5~2.0Hz 共轭、垂直眼动波。

扫视眼动：婴儿扫视周围环境或追随物体时，出现先慢相眼动，随后反向快速眼动的系列共轭眼球运动波 [12]。

快速眼球运动（REMs）： EOG 导联记录到共轭、不规则、波峰锐利的眼动波，初始偏转达峰时间<500ms。快速眼球运动是 R 期睡眠的特征，也可见于清醒状态睁眼扫视周围环境时。

表 4-5　各睡眠分期 EOG 特征

分期	EOG 特征
清醒	眨眼，REMs，扫视眼动，婴儿在清醒状态可见短暂闭眼，尤其是哭闹时
N	闭眼，不活动
R	闭眼伴 REMs

8. 根据下列定义和表 4-6 定义的颏 EMG 形式判读睡眠。 推荐

低颏 EMG 张力：下颌导联基线 EMG 活动不高于其他任何睡眠分期，通常为整个记录期间的最低值。

短暂肌电活动（TMA）：短暂、阵发、不规律 EMG 活动，持续时间一般<0.25s，叠加于低张力 EMG 上。此种肌电活动可见于颏或胫骨前 EMG 导联，也可见于 EEG 或 EOG 导联，后者代表脑神经支配肌肉（面部或头部肌肉）的电活动。此种活动在快速眼球运动时最明显。

表 4-6　各睡眠分期颏 EMG 形式

分期	颏 EMG 形式
清醒	存在，有运动伪迹
N	存在，可能较清醒期低
R	低，可见短暂肌电活动

表 4-7　表 4-2 至表 4-6 各睡眠分期特征总结 [13]

分期	行为	呼吸	EEG	EOG	颏 EMG
清醒	睁眼，哭闹，摄食	不规律	LVI 或 M	REMs，眨眼，扫视眼动	存在
N	较清醒期运动减少（闭眼，周期性吸吮，偶尔惊跳）	规律	TA，HVS，睡眠梭形波或 M	闭眼无眼动	存在或低
R	闭眼，细小活动	不规律	LVI 或 M（HVS 罕见）	REMs 或闭眼无眼动 [14]	低，可见 TMA

注：HVS=高电压慢波，LVI=低电压不规则波，M=混合波，REMs=快速眼球运动，TA=交替波，TMA=短暂肌电活动。

说明：

1. 如果婴儿的 NREM 睡眠已发育成熟，一些帧包含睡眠梭形波或 K 复合波，其他帧存在足够数量慢波活动，则参照Ⅳ. 睡眠分期规则第二部分：儿童规则的 C.5 判读为 N1 期、N2 期或 N3 期睡眠。

2. N 期等同于先前使用的术语"安静睡眠（quiet sleep）"，R 期等同于先前使用的术语"活跃睡眠（active sleep）"，T 期等同于先前使用的术语"不确定睡眠（indeterminate sleep）"。

3. 足月出生后 2~3 个月，婴儿睡眠第一帧通常为 R 期。

4. 婴儿清醒向睡眠过渡的特征包括相对安静、注意力涣散和间断闭眼。如果婴儿闭眼超过 3min，通常认为其睡着了。W 期至睡眠起始，θ 和 δ 活动波幅可能会增加，尤其在额区导联。

5. 睡眠期间呼吸是否规律是区别 N 期和 R 期睡眠最可信的 PSG 特征。

6. 婴儿周期性呼吸通常出现在 R 期，罕见于 N 期。

7. 转换期睡眠 EEG 可能包含表 4-4 中所列出的任意一种 EEG 特征。

8. 病理性 EEG 波形，如棘波和慢波、投射性节律（projected rhythm）或者潜在疾病导致的脑电，不能作为定义睡眠分期脑电特征波，即表 4-4 中所述的脑电。

9. 识别交替波（TA）时，允许结合前后帧一起判读。

10. 交替波（TA）最早出现在矫正月龄（PMA）37 周婴儿，是 PMA40 周婴儿 N 期睡眠主要的 EEG 模式，PMA44 周后不太可能出现。PMA 42 周后 TA 阵发间期（interburstinterval，IBI）仅持续 1~2s，并且 IBI 波幅较高。PMA 44 周后 TA 被高电压慢波（HVS）活动替代。

11. 高电压慢波（HVS）活动是足月儿较成熟 N 期睡眠 EEG 形式，其特征为连续、同步、对称出现的 100~150μV、1~3Hz 的 δ 活动，通常在枕区或中央区最明显。

12. 扫视眼动早在足月出生 2 周后就能见到。

13. 当同时存在 3 个 NREM 和 2 个 REM 特征，或 2 个 NREM 和 3 个 REM 特征时，判读为 T 期。

14. 与明确 R 期相邻或紧随的睡眠帧，判读为 R 期。

D. W 期判读

a、b 或 c 占一帧中的大部分，判读为 W 期[1,2]（见图 4-20）：推荐

a. 双眼明显睁开（占一帧大部分）

b. 发出声音（呜咽、哭泣等）或主动进食

c. 出现下列所有项

   i. 间断睁眼

   ii. REMs 或扫视眼动

   iii. 颏 EMG 张力持续存在，伴阵发肌电活动

iv. 呼吸不规律

v. EEG：LVI 或 M[3]

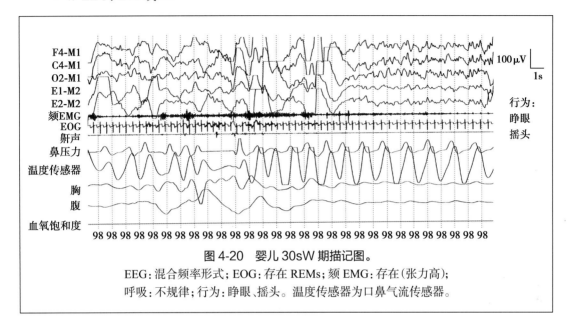

图 4-20　婴儿 30sW 期描记图。
EEG：混合频率形式；EOG：存在 REMs；颏 EMG：存在（张力高）；
呼吸：不规律；行为：睁眼、摇头。温度传感器为口鼻气流传感器。

说明：

1. 通过行为观察判读 W 期最可靠，因为很多清醒期特有的 EEG 特征直到足月出生 2 个月才可可见。

2. W 期的特征是连续、对称、不规则的低 - 中波幅混合频率 EEG 背景，可能包括：(a) 不规则的 θ 和 δ 活动（达 100μV），在 O1、O2 导联最明显；(b) 散在的不规律 α 和 β 活动（达 30μV）；(c) 节律性 θ 活动（达 50μV），通常在 C3、Cz、C4 最明显；或 (d) 源于身体活动和眼球运动的伪迹。

3. 可能频繁叠加运动伪迹。

E. N 期（NREM）判读

存在下列 4 项及以上，必须包括规律呼吸，并占一帧的大部分，判读为 N 期[1,2]（图 4-21、图 4-22）：推荐

a. 闭眼且无眼球运动

b. 存在颏 EMG 张力

c. 呼吸规律（可能出现叹息样呼吸后呼吸停顿）

d. 交替波（TA），高电压慢波（HVS），或睡眠梭形波

e. 较 W 期活动减少

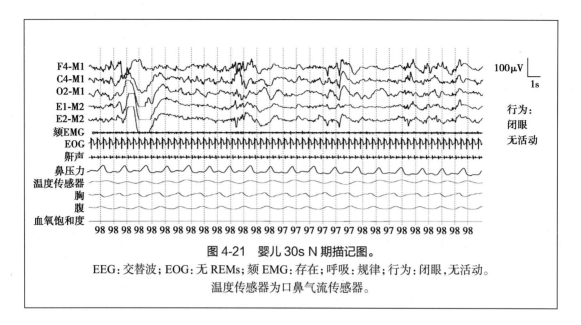

图 4-21　婴儿 30s N 期描记图。

EEG：交替波；EOG：无 REMs；颏 EMG：存在；呼吸：规律；行为：闭眼，无活动。

温度传感器为口鼻气流传感器。

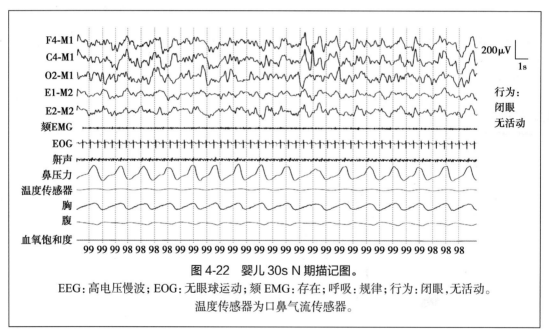

图 4-22　婴儿 30s N 期描记图。

EEG：高电压慢波；EOG：无眼球运动；颏 EMG：存在；呼吸：规律；行为：闭眼，无活动。

温度传感器为口鼻气流传感器。

说明：

1. N 期颏 EMG 多变，波幅通常较 W 期低，较 R 期高。也就是说，如果颏 EMG 活动存在（较 R 期高），这是判读 N 期睡眠的证据（见表 4-6）。然而，如果一帧同时满足包括规律呼吸在内的至少 4 个 N 期规则，即使颏 EMG 张力低，也判读为 N 期。

2. 睡眠期间呼吸是否规律，是区别 N 期和 R 期睡眠最可靠的 PSG 特征。

F. R 期判读规则

1. 存在下列 4 项及以上,必须包括呼吸不规律和快速眼球运动,判读为 R 期睡眠(明确 R 期)[1](图 4-23): 推荐

    a. 低颏 EMG(占一帧的大部分)[2]

    b. 闭眼并至少出现一次快速眼球运动(与低颏 EMG 张力同时存在)

    c. 呼吸不规律

    d. 嘴角蠕动、吸吮、颤搐或短暂头部活动

    e. EEG 为持续模式,不含睡眠梭形波[3]

2. 与明确 R 期(按照 F.1 定义)相邻并紧随的睡眠帧,无快速眼球运动,如果满足下列全部条件,继续判读为 R 期: 推荐

    a. EEG 呈低或中等波幅混合频率活动,无交替波或睡眠梭形波

    b. 颏肌电张力低,并占一帧大部分

    c. 无觉醒(见 V. 觉醒规则)

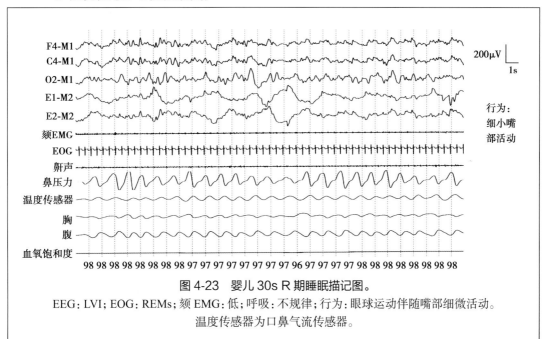

图 4-23　婴儿 30s R 期睡眠描记图。

EEG: LVI;EOG: REMs;颏 EMG: 低;呼吸:不规律;行为:眼球运动伴随嘴部细微活动。温度传感器为口鼻气流传感器。

说明:

1. 婴儿睡眠第一帧通常为 R 期。鉴于判定睡眠起始的困难性,明确 R 期帧判读为睡眠起始帧。

2. 婴儿 R 期睡眠帧肌张力增高(颏 EMG 持续或短暂肌电活动)并不少见。R 期阵发性肌电活动常与运动相关,两次运动之间的颏 EMG 活动通常较低。

3. 连续 EEG 形式包括低电压不规则波(LVI)、高电压慢波(HVS)和混合波(M)(表 4-4)。

G. T 期判读

    1. 如果仅有一个 PSG 特征与相应睡眠分期不符,仍然判读此帧为相应的 N 期、R 期或 W 期[1,2]。 推荐

    2. 如果一帧同时存在 3 个 NREM 和 2 个 REM 特征,或 2 个 NREM 和 3 个 REM 特征,判读此帧为 T 期(图 4-24)。 推荐

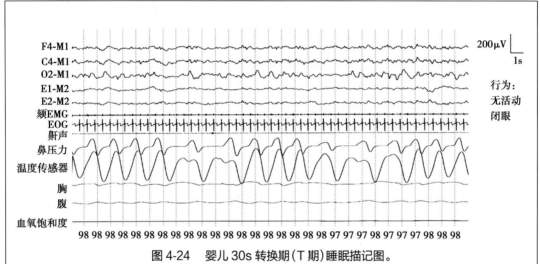

图 4-24　婴儿 30s 转换期(T 期)睡眠描记图。

EEG:LVI;EOG:无 REMs;颏 EMG:缺失(低);呼吸:不规律;行为:无活动,闭眼。此帧可见 3 个 R 期特征(LVI,颏 EMG 缺失,呼吸不规律)和 2 个 NREM 期特征(无运动,无 REMs)。假定该帧的前一帧不是明确 R 期。温度传感器为口鼻气流传感器。

说明:

1. 因为脑电特征的不一致性(包括一个以上睡眠分期的生理标志),婴儿转换期(T 期)或不确定睡眠很常见。
2. 通常更喜欢用术语转换期(T 期)替代不确定睡眠期,因为该期最常见于从 W 期向 R 期转化时,即睡醒前和睡眠起始阶段。

H. 参考文献

    下列参考文献适用于 Ⅳ. 睡眠分期第三部分:婴儿规则。

1. ANDERS T, EMDE R, PARMELEE A. A Manual of Standardized Terminology, Techniques and Criteria for Scoring of States of Sleep and Wakefulness in Newborn Infants [M]. Los Angeles: UCLA Brain Information Service/BRI Publications Office, NINDS Neurological Information Network, 1971.
2. ENGLE WA, American Academy of Pediatrics Committee on Fetus and Newborn. Age terminology during the

perinatal period [J]. Pediatrics, 2004, 114 (5): 1362-1364. doi: 10. 1542/peds. 2004-1915.

3. GRIGG-DAMBERGER M, GOZAL D, MARCUS CL, et al. The visual scoring of sleep and arousal in infants and children [J]. J Clin Sleep Med, 2007, 3 (2): 201-240. doi: 10. 5664/jcsm. 26819.

4. GRIGG-DAMBERGER MM. The visual scoring of sleep in infants 0 to 2 months of age [J]. J Clin Sleep Med, 2016, 12 (3): 429-445. doi: 10. 5664/jcsm. 5600.

Ⅴ.觉醒规则

A. 觉醒判读

1. N1 期、N2 期、N3 期或 R 期睡眠中,如果突发 EEG 频率转换,包括 α、θ 和/或 >16Hz 频率(但不是睡眠梭形波)持续时间 ≥ 3s,并且此前至少存在 10s 稳定睡眠,判读为觉醒。R 期判读觉醒需要同时存在持续至少 1s 的颏 EMG 增高[1,2,3,4]。 推荐

2. 如果紧接着转换为 W 期,觉醒应判读,即同时判读觉醒和 W 期(图 5-1)。 推荐

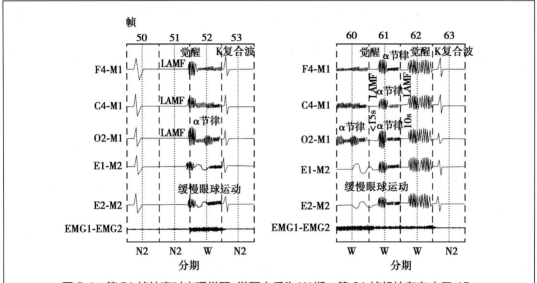

图 5-1 第 51 帧结束时出现觉醒,觉醒之后为 W 期。第 61 帧起始存在小于 15s 睡眠,随后判读为觉醒,61 帧判读为 W 期,因为该帧大部分为 W 期。62 帧起始存在 10s 睡眠,随后其余部分均为觉醒,因此,62 帧判读为 W 期。LAMF = 低波幅混合频率。

说明:

1. 觉醒判读需要综合额区、中央区和枕区导联记录的信息。

2. 附加信息有助于觉醒判读,如呼吸事件和/或增加 EEG 导联。但不能仅凭这些附加信息判读觉醒,也不能据此修订觉醒判读规则。

3. 满足觉醒全部判读标准,但发生在记录期"关灯"和"开灯"间的清醒帧,应判读为觉醒,并纳入觉醒指数统计。

4. 将觉醒分为呼吸事件或腿部运动事件相关性觉醒,或自发性觉醒,可以提供有意义的信息。

Ⅵ.心脏规则

A.技术规范

1. 采用单一改良Ⅱ导联心电图,电极放置于躯干(图 6-1)[1,2,3,4]。 推荐

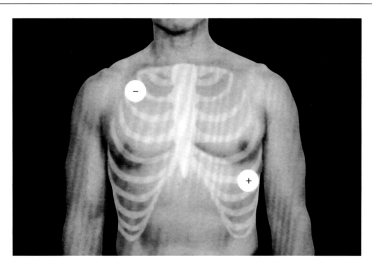

图 6-1　心电图记录中Ⅱ导联电极在躯干的放置位置(插图非实际比例)。

2. 采用单一改良Ⅰ导联心电图,电极放置于躯干(图 6-2)。如果采用改良Ⅰ导联无法获得无伪迹的信号,则必须放置改良Ⅱ导联[5]。 选择

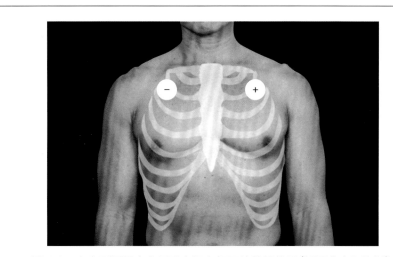

图 6-2　心电图记录中Ⅰ导联电极在躯干的放置位置(插图非实际比例)。

说明：

1. 如果有临床适应证,可根据医生意见增加导联。
2. 采用 10s 或 15s 的视窗观察 ECG,有助于发现心律失常。
3. 经典 Ⅱ 导联电极放置位置为右上肢和左下肢,但负极也可放置在右侧锁骨中线的锁骨下方,正极放置在左腋前线第 6 或第 7 肋间隙。
4. 采用标准 ECG 电极采集心电图,在减少心电伪迹方面优于 EEG 电极。
5. 经典 Ⅰ 导联电极放置在右上肢和左上肢,但负极也可放置在右侧锁骨中线的锁骨下方,正极放置在左侧锁骨中线的锁骨下方。

B. 心脏事件判读 [1,2,3]

1. 成人睡眠期间窦性心律,心率持续 >90 次 /min(>30s),判读为窦性心动过速 [4,5]。 推荐
2. 6 岁至成人睡眠期间窦性心律,心率持续 <40 次 /min(>30s),判读为窦性心动过缓 [5]。 推荐
3. 6 岁至成人心跳停顿 >3s,判读为心脏停搏。 推荐
4. 至少连续 3 次心跳,QRS 持续时间 ≥120ms,心率 >100 次 /min,判读为宽复合波心动过速。 推荐
5. 至少连续 3 次心跳,QRS 持续时间 <120ms,心率 >100 次 /min,判读为窄复合波心动过速。 推荐
6. QRS 波绝对不齐,同时正常 P 波被大小、形态、持续时间不等的快速颤动波所替代,判读为心房颤动。 推荐
7. 判读二度(莫氏 Ⅰ 型或莫氏 Ⅱ 型)或三度房室(AV)传导阻滞。PR 间期逐渐延长,直至 1 个 P 波未下传,判读为莫氏 Ⅰ 型(文氏型)。PR 间期固定,P 波未下传,判读为莫氏 Ⅱ 型。心房(P 波)和心室(QRS 复合波)完全分离,两者相互独立,判读为三度房室传导阻滞(完全性房室传导阻滞)。(图 6-3A~D) 推荐
8. 判读心脏起搏心律。出现心脏起搏心律的 ECG 表现为 P 波(心房起搏)或 QRS 复合波(心室起搏)之前紧接或同时出现尖形垂直信号。(图 6-3E) 推荐

说明：

1. 只有当信号质量足以准确辨识时才予以报告,其他情况下应对异常进行大概描述。
2. 应报告异位心律(如持续二联律或三联律,频发房性或室性早搏)。
3. 通过单一心电图导联判断 S-T 段和 T 波异常是不可靠的。
4. 儿童窦性心律频率随年龄变化,幼儿心率较快,随着年龄增长而下降。儿童典型窦性心律频率参见 C.参考文献 1~3。
5. 持续窦性心动过速或心动过缓,是指心律稳定持续时间大于 30s 的心动过速或心动过缓事件,以区分由于睡眠呼吸事件或觉醒事件导致的短暂心电变化。
6. 显示时提高高频滤波(HFF),有助于识别心房或心室起搏器尖波。

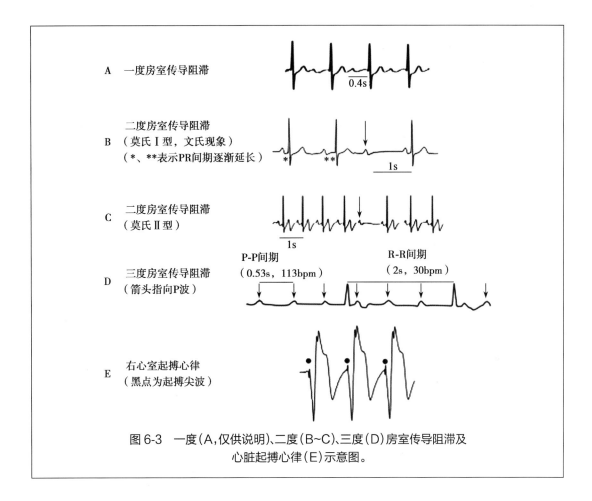

图 6-3　一度（A,仅供说明）、二度（B~C）、三度（D）房室传导阻滞及
心脏起搏心律（E）示意图。

C. 参考文献

下列参考文献适用于Ⅵ. 心脏规则。

1. CAPLES SM, ROSEN CL, SHEN WK, et al. The scoring of cardiac events during sleep [J]. J Clin Sleep Med, 2007, 3 (2): 147-154. doi: 10. 5664/jcsm. 26816.
2. ARCHBOLD KH, JOHNSON NL, GOODWIN JL, et al. Normative heart rate parameters during sleep for children aged 6 to 11 years [J]. J Clin Sleep Med, 2010, 6 (1): 47-50. doi: 10. 5664/jcsm. 27709.
3. HEDGER-ARCHBOLD K, SORENSEN ST, GOODWIN JL, et al. Average heart rates of Hispanic and Caucasian adolescents during sleep: longitudinal analysis from the TuCASA cohort [J]. J Clin Sleep Med, 2014, 10 (9): 991-995. doi: 10. 5664/jcsm. 4034.

Ⅶ. 运动规则

A. 技术规范[1]

1. 监测腿部运动(LM),体表电极应纵向、对称放置于胫骨前肌中段,电极间距 2~3cm 或胫骨前肌的 1/3 长度,以较短者为准。为了呈现腿部运动,应监测双下肢,强烈推荐分置通道。双下肢电极合并成单一通道可能能够满足某些临床需要(图 7-1)。 推荐

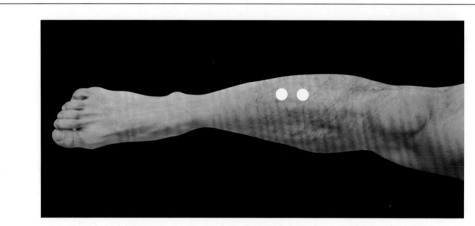

图 7-1　监测腿部运动,体表电极放置于胫骨前肌上。插图非实际比例。

2. 监测腿部运动,应避免采用 60Hz 陷波(notch)滤波。阻抗应 <10kΩ,<5kΩ 更好,但通常难以达到。 推荐

3. 监测上肢运动,体表电极应纵向、对称放置于指浅屈肌(图 7-2)或者指伸肌(图 7-3),电极间距 2~3cm。应监测双上肢,且强烈推荐分置通道。

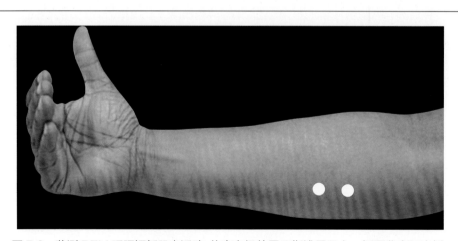

图 7-2　监测 REM 睡眠短暂肌电活动,体表电极放置于指浅屈肌上。插图非实际比例。

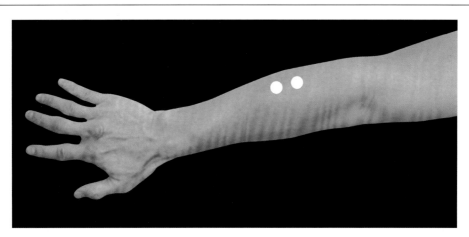

图 7-3　监测 REM 睡眠短暂肌电活动，体表电极放置于指伸肌上。插图非实际比例。

  a. 诊断快速眼动睡眠行为障碍（RBD）推荐
  b. 标准研究 选择

  4. 诊断 RBD，应该采用同步音频、视频 PSG 来监测 REM 睡眠期间复杂运动行为和声音特点。诊断 RBD 除基于快速眼动睡眠期肌电失弛缓（RWA）外，还基于 RBD 发作或特征性梦境扮演病史。推荐

  5. 监测磨牙，除Ⅳ . 睡眠分期规则第一部分成人规则 C 描述的颏 EMG 电极放置外，也可根据临床需要增加咬肌电极[2]（图 7-4）。选择

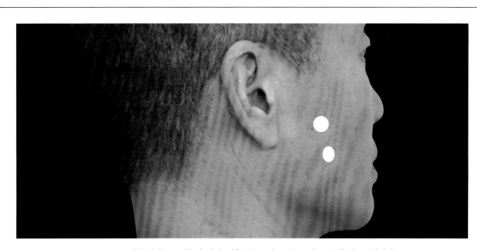

图 7-4　监测磨牙，体表电极放置于咬肌上。插图非实际比例。

  6. 监测节律性运动障碍（rhythmic movement disorder，RMD），应采用双极体表电极，记录所累及大肌群的肌电活动[3]（见图 7-5）。选择

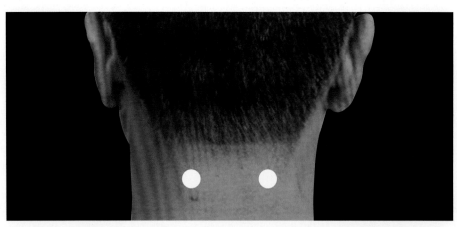

图7-5 监测节律性运动障碍,体表电极放置于颈部椎旁肌上。插图非实际比例。

7. 诊断 RMD,除满足 PSG 标准外,须采用同步视频精确显示运动障碍的特征。 推荐

说明:

1. 为准确放置电极,应指导患者进行肌肉活动,以感知肌肉位置。以下是收缩各肌肉的动作:
   - 胫骨前肌:向头侧抬高足部或足背屈。
   - 指浅屈肌:仅在掌指关节屈曲手指(避免指间关节弯曲)。
   - 指伸肌:仅向背侧伸展手指,保持腕关节固定。
   - 咬肌:做咬牙动作。
2. 如果放置 2 个电极(图 7-4),间距应为 2~3cm。可放置单个咬肌电极,将颏 EMG 电极作为参考。
3. 表面电极应相距 2~3cm。

B. 睡眠周期性肢体运动(PLMS)判读

1. **睡眠周期性肢体运动序列(PLMS series)中一次腿部运动(LM)事件的定义:**[1] 推荐
   a. LM 事件持续时间为 0.5~10s。
   b. LM 事件 EMG 波幅较静息状态增加至少 8μV,且持续至少 0.5s。
   c. LM 事件起点定义为 EMG 波幅较静息状态增加 8μV 处。
   d. LM 事件终点定义为与静息状态相比 EMG 波幅增加小于 2μV 且持续时间至少 0.5s 的起始处。
   e. LM 事件的部分或全部发生在睡眠帧。
2. **睡眠周期性肢体运动序列(PLMS series)定义:**[2] 推荐
   a. LM 事件至少连续出现 4 次才能定义为一次 PLMS 序列。

b. 构成 PLMS 序列的 LM 事件间周期长度（相邻 LM 事件起点之间时长）为 5~90s。

c. 双下肢腿部运动事件起点间隔<5s，计为单次腿部运动事件。这组腿部运动事件与下一 LM 事件间的周期长度为第 1 个 LM 事件起点至下 1 个 LM 事件的起点（图 7-6）。

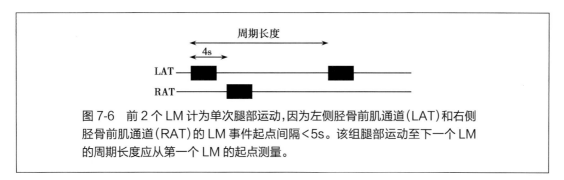

图 7-6 前 2 个 LM 计为单次腿部运动，因为左侧胫骨前肌通道（LAT）和右侧胫骨前肌通道（RAT）的 LM 事件起点间隔<5s。该组腿部运动至下一个 LM 的周期长度应从第一个 LM 的起点测量。

3. 如果觉醒和 PLMS 序列中的某次肢体运动事件同时、重叠或者一次事件结束与下一次事件起始间<0.5s，无论谁在先，应认为彼此相关（图 7-7）。推荐

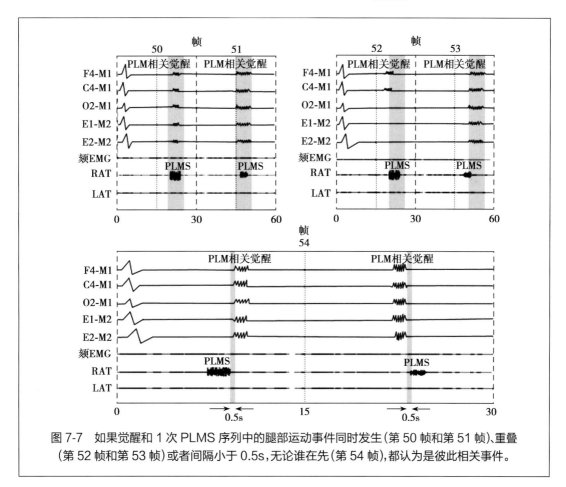

图 7-7 如果觉醒和 1 次 PLMS 序列中的腿部运动事件同时发生（第 50 帧和第 51 帧）、重叠（第 52 帧和第 53 帧）或者间隔小于 0.5s，无论谁在先（第 54 帧），都认为是彼此相关事件。

4. 发生在呼吸暂停、低通气或者呼吸努力相关觉醒（RERA）之前 0.5s 至之后 0.5s 内的腿部运动，不判读为 LM 事件。推荐

5. 当一个<90s 的清醒期将一系列腿部运动分开时,这并不妨碍清醒之前的腿部运动与随后的腿部运动作为该次 PLMS 系列的一部分(图 7-8)。推荐

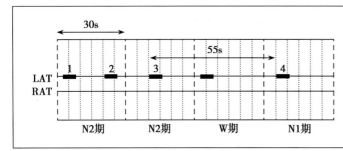

图 7-8　描记 5 次 LM。第 4 次 LM 发生在清醒期帧,不计入睡眠期间的 PLMS 中。但是其他 4 次 LM 计入同一次 PLMS 序列。

说明:

1. 规则 B.1.c 规定胫骨前肌 EMG 较静息状态肌电绝对值增加至少 8μV 定义为腿部运动事件。这就要求获取胫骨前肌完全放松状态下的稳定 EMG,其正负偏转绝对值不应大于 10μV($±5μV$),或者矫正信号不超过 $+5μV$。
2. 当 2 次周期性肢体运动事件间隔<10s,且均伴 ≥3s 符合觉醒标准的 EEG 或额 EMG 变化时,仅第 1 个 EEG/ 额 EMG 变化判读为觉醒(假定此前存在至少 10s 睡眠)。假定两次肢体运动事件起点间隔 ≥5s,可以判读两次肢体运动事件,但只能判读 1 次睡眠周期性肢体运动相关性觉醒(而且仅能判读 1 次觉醒)。

C. 夜间磨牙判读

夜间磨牙定义如下[1,2]:推荐

a. 夜间磨牙可包括短暂(时相性)或持续性(紧张性)额 EMG 活动增强,波幅至少达背景 EMG 的 2 倍。

b. 额肌或咬肌 EMG 活动短暂增强,持续 0.25~2s,且规律出现至少 3 次,判读为夜间磨牙。

c. 额肌或咬肌 EMG 活动持续增强>2s,判读为夜间磨牙。

d. 每次判读夜间磨牙前,须存在至少 3s 的稳定额 EMG 背景。

e. 排除癫痫样放电的情况下,结合 PSG 的同步音、视频,整夜 PSG 记录到至少 2 次牙齿锉磨声,可准确判读为夜间磨牙。

说明:

1. 睡眠期间下颌收缩频繁发生,有两种形式:(a)持续性(紧张性)下颌收缩;(b)连续短暂重复(时相性)收缩,称为咀嚼肌节律运动(rhythmic masticatory muscle activity, RMMA)。
2. 咬肌 EMG 的特征性变化通常比额 EMG 的变化更为明显。

D. 快速眼动睡眠期肌电失弛缓（REM without atonia，RWA）判读

如Ⅱ.报告参数第一部分多导睡眠监测报告规则 E 中所标注，可选择性判读 RWA。

1. **如果选择判读 RWA，按照下列定义判读 [1]：推荐**

REM 睡眠持续过度肌电活动（紧张性活动）：一帧 R 期 ≥ 50% 时间颏 EMG 波幅高于 R 期弛缓水平（如不存在 R 期弛缓，以 NREM 期最小波幅为参照基线水平）至少 2 倍。多个紧张性活动片段可累加计入总持续时间，但每个片段持续时间须 > 5s。

REM 睡眠过多短暂肌电活动（时相性活动）[2]：将 30s 一帧的 R 期分成 10 个 3s 小帧，至少 5 个（50%）小帧的颏 EMG 或肢体 EMG 出现阵发性短暂肌电活动。RWA 中过多短暂肌电活动的阵发持续时间为 0.1~5.0s，波幅至少为 R 期弛缓水平（如不存在 R 期弛缓，以 NREM 期最小波幅为参照基线水平）的 2 倍。

其他颏 EMG 活动 [3]：肌电活动波幅至少为 R 期弛缓水平（如果不存在 R 期弛缓，以 NREM 期最小波幅为参照基线水平）的 2 倍，不考虑肌电活动持续时间（包括持续 5~15 秒的阵发性活动）。

2. **如果选择判读 RWA，满足下列任一项，判读 RWA：[1,2,3,4,5]**

   a. REM 睡眠颏 EMG 出现持续过度肌电活动（如Ⅶ.D.1 规则中定义）推荐
   b. REM 睡眠颏或肢体 EMG 出现过多短暂肌电活动（如Ⅶ.D.1 规则中定义）推荐
   c. 至少 50% 的 3s 小帧包含任何形式的颏 EMG 活动（如Ⅶ.D.1 规则中的定义）或肢体 EMG 活动（阵发性肌电活动持续时间为 0.1~5.0s，波幅至少为 R 期弛缓水平的 2 倍；如果不存在 R 期弛缓，至少为 NREM 期 EMG 最小波幅的 2 倍）[2,3]
   推荐

3. **如果选择判读 RWA，RWA 指数指满足Ⅶ.D.2 规则 RWA 帧数占 R 期总帧数的百分比。[3] 选择**

说明：

1. 持续和短暂肌电活动的定义基于持续时间而非形态。短暂肌电活动通常由间断、短暂阵发性活动组成，但一些波幅相对稳定符合Ⅶ.D.2 标准的肌电活动，也判读为短暂肌电活动。
2. 如果周期性肢体运动事件被判读为 PLMS 序列的一部分，该事件不能作为判读 RWA 的依据。
3. 基于 Sleep Innsbruck Barcelona（SINBAR）组推荐的判定标准（见 G. 参考文献）。
4. 存在颏肌电持续活动的 RWA 帧，可能不满足 R 期判读标准。这种情况下，如果该帧满足 R 期其他判读标准，或与 R 期帧相邻，仍判读为 R 期。
5. 如果选择判读 RWA，PSG 报告中应说明用于判读 RWA 的导联。

E. 节律性运动障碍（RMD）判读

节律性运动障碍的 PSG 特征定义如下： 推荐

a. 判读节律运动的最低频率为 0.5Hz。

b. 判读节律运动的最高频率为 2.0Hz。

c. 构成一组节律运动至少需 4 次独立运动。

d. 一次阵发性节律运动的最小波幅应为背景 EMG 的 2 倍。

F. 其他运动障碍判读

1. **交替性腿部肌肉活动（ALMA）定义如下** [1,2]： 选择

   a. 左右腿交替、阵发的孤立腿部肌肉活动，至少出现 4 次才能判读为 ALMA。

   b. ALMA 中，交替阵发性 EMG 的最低频率为 0.5Hz。

   c. ALMA 中，交替阵发性 EMG 的最高频率为 3.0Hz。

   d. 序列发生于清醒向睡眠转换的过程中，或者与觉醒相关。

2. **睡前足震颤（HFT）定义如下** [3,4]： 选择

   a. 成串阵发 HFT，最少连续阵发 4 次。

   b. HFT 中，EMG 阵发的最低频率为 0.3Hz。

   c. HFT 中，EMG 阵发的最高频率为 4.0Hz。

3. **多发片段肌阵挛（EFM）定义如下** [5,6,7]： 选择

   a. 通常片段肌阵挛 EMG 阵发持续时间最长为 150ms。

   b. 至少记录到 20min 伴 EFM 的 NREM 睡眠。

   c. 每分钟至少记录到 5 次 EMG 电位。

说明：

1. ALMA 单次运动持续时间通常为 100~500ms。

2. ALMA 可能仅是具有特征性 EMG 的良性运动现象，目前尚无临床不良后果报道。

3. HFT 通常持续 250~1 000ms。

4. HFT 可能仅是具有特征性 EMG 的良性运动现象，目前尚无不良临床后果的报道。

5. EFM 可能仅是具有特征性 EMG 的良性运动现象，目前尚无临床不良后果的报道。

6. 多数情况下，无肉眼可见运动，也观察不到明显的跨关节抽动。当存在跨关节微小运动时，这种运动类似于 REM 睡眠所见的手指、足趾和口角间歇颤搐样运动。

7. 某些情况下，当存在肉眼可见运动时，EMG 阵发持续时间可能 >150ms。

G. 参考文献

下列参考文献适用于Ⅶ. 运动规则, D 部分

FRAUSCHER B, IRANZO A, GAIG C, et al. Normative EMG values during REM sleep for the diagnosis of REM sleep behavior disorder [J]. Sleep, 2012, 35 (6): 835-847. doi: 10. 5665/sleep. 1886.

Ⅷ. 呼吸规则

第一部分：成人规则

A. 技术规范

1. 诊断研究中识别呼吸暂停,采用口鼻温度气流传感器监测气流[1]。推荐

2. 诊断研究中识别呼吸暂停,当口鼻温度气流传感器失常或者信号不可信时,采用下列任一项(呼吸暂停替代传感器)[2]:

    a. 鼻压力传感器(有或无平方根转换) 推荐

    b. 呼吸感应体积描记传感器总和(RIP 总和,校准或未校准) 推荐

    c. 呼吸感应体积描记传感器气流(RIP 气流,校准或未校准) 推荐

    d. 聚偏氟乙烯传感器总和(PVDF 总和) 可接受

3. 诊断研究中识别低通气,采用鼻压力传感器(有或无信号平方根转换)监测气流[3]。推荐

4. 诊断研究中识别低通气,当鼻压力传感器失常或信号不可信时,采用下列任一项(低通气替代传感器)[2]:

    a. 口鼻温度气流 推荐

    b. RIP 总和(校准或未校准) 推荐

    c. RIP 气流(校准或未校准) 推荐

    d. 胸腹双 RIP 绑带(校准或未校准) 推荐

    e. PVDF 总和 可接受

5. 气道正压通气(PAP)治疗压力滴定期间,采用 PAP 设备气流信号识别呼吸暂停或低通气。推荐

6. 监测呼吸努力,采用下列任意一项:

    a. 食管测压 推荐

    b. 胸腹双 RIP 绑带(校准或未校准)[4] 推荐

    c. 胸腹双 PVDF 绑带[4] 可接受

7. 监测血氧饱和度,采用脉搏血氧仪,在心率 80 次 /min 时,可接受最长平均信号时间 ≤3s。推荐

8. 监测鼾声,采用声音传感器(如麦克风)、压电传感器或鼻压力传感器[5]。推荐

9. 诊断研究中探测肺泡低通气,采用动脉血 PCO_2、经皮 PCO_2 或呼气末 PCO_2[6,7]。推荐

10. PAP 压力滴定时探测肺泡低通气,采用动脉血 PCO_2 或经皮 PCO_2[6,7]。推荐

说明:

1. 温度传感器包括热敏电阻、热电偶或聚偏氟乙烯(PVDF)气流传感器。

2. RIP 总和是胸、腹 RIP 传感器(绑带)信号的代数和,其大小可用于估计潮气量。RIP 气流是 RIP 总和的时间导数,其大小可估计气流。PVDF 总和是胸、腹 PVDF 传感器(绑带)信号的代数和。可选择记录 RIP 总和、RIP 气流或 PVDF 总和。

3. 与平方根转换信号相比,采用无平方根转换的鼻压力信号判读低通气时,低通气指数略高。这种差异对大多数患者无显著临床意义。

4. 当正常呼吸出现清晰可见的阵发吸气 EMG 活动时,体表膈肌/肋间肌 EMG 信号可用于检测呼吸暂停、低通气或呼吸努力相关觉醒(RERA)事件期间的呼吸努力,作为胸腹呼吸努力信号的补充。

   已发表文献中报道了各种电极放置方法。图 8-1 展示了部分放置位置。如果一种放置位置电极信号不好,可以尝试更换其他部位。有些将电极分别放置在同一肋骨上、下间隙,有些则将两个电极放置在同一肋间隙。电极可放置在锁骨中线、腋前线和腋中线。

   第 6、第 7 和第 8 肋间隙是常见电极放置位置,但对于某些患者适当向上或向下移动电极位置可能会获得更好信号。推荐按照记录胫前肌 EMG 设置低频和高频滤波(低频 10Hz,高频 100Hz)。如果低频滤波设置为 25~40Hz,可减少 ECG 伪迹。一些多导睡眠监测软件有消除 EMG 信号中 ECG 伪迹的功能。

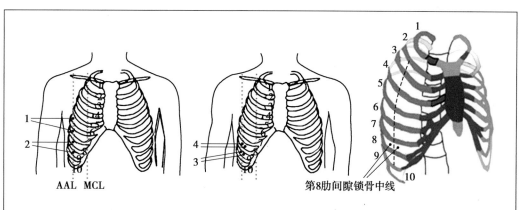

图 8-1 图示为记录体表膈肌/肋间肌 EMG 信号的几种电极安放位置(1、2、3、4)。AAL 是腋前线,MCL 是锁骨中线。有些睡眠中心在同一肋骨的上、下间隙分别放置电极,有些则将两个电极放置在同一肋间隙。

5. 鼾声监测是选择参数(见Ⅱ. 报告参数的第一部分多导睡眠监测报告规则,F 部分)。

6. 肺泡低通气监测是选择参数(见Ⅱ. 报告参数的第一部分多导睡眠监测报告规则,F 部分)。

7. a. 判读呼气末和经皮 PCO_2 数据准确性时必须结合临床。当监测数据与临床不符时,不能将监测值视为动脉血 PCO_2 的替代指标。

   b. 经皮 PCO_2 读数存疑时,应根据制造商操作规范,用参考气体校准经皮 PCO_2 传感器。注意,经皮 PCO_2 监测值通常较动脉血 PCO_2 变化滞后 2min 或更长。

c. 患者存在鼻塞、鼻腔分泌物增多、张口呼吸或实施氧疗时，呼气末PCO_2监测常常受干扰或数据偏低。因此，获得呼气末PCO_2监测曲线平台波，对于确认监测结果的有效性至关重要。

B. 呼吸事件持续时间的测量

1. 判读呼吸暂停、低通气或呼吸努力相关觉醒时，事件持续时间是从呼吸波幅首次明显下降前的最低点到波幅首次接近基线呼吸的始点[1,2]。（图 8-2、图 8-3，线段标示）推荐

2. 判读呼吸暂停事件持续时间，应采用口鼻温度传感器信号（诊断研究）或 PAP 设备气流信号（PAP 治疗压力滴定研究）。判读低通气事件持续时间，应采用鼻压力信号（诊断研究）或 PAP 设备气流信号（PAP 治疗压力滴定研究）。当诊断研究传感器故障或不准确时，可用替代传感器（见 A.2 和 A.4）。推荐

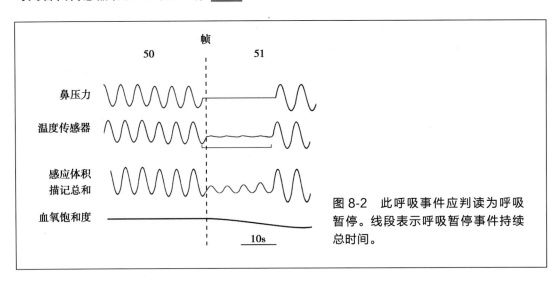

图 8-2 此呼吸事件应判读为呼吸暂停。线段表示呼吸暂停事件持续总时间。

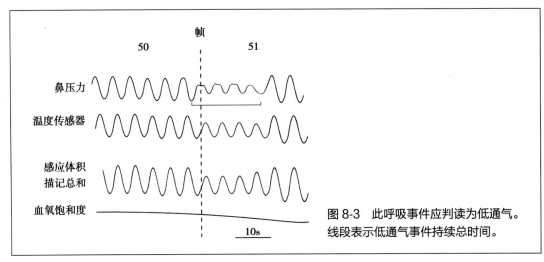

图 8-3 此呼吸事件应判读为低通气。线段表示低通气事件持续总时间。

C. 呼吸暂停判读

1. 同时满足下列两项标准时判读为呼吸暂停[1,2,3,4](见图 8-2): 推荐

   a. 口鼻温度传感器(诊断研究)、PAP 设备气流(滴定研究)或*呼吸暂停替代传感器(诊断研究)*信号峰值较呼吸事件出现前的基线值下降 ≥90%。

   b. 气流信号下降 ≥90% 的持续时间 ≥10s。

2. 如果满足呼吸暂停标准,并且在整个气流缺失期间存在持续或逐渐增加的吸气努力,判读为阻塞型呼吸暂停。 推荐

3. 如果满足呼吸暂停标准,并且在整个气流缺失期间不存在吸气努力,判读为中枢型呼吸暂停。 推荐

4. 如果满足呼吸暂停标准,并且在整个气流缺失期间的初始部分不存在吸气努力,但在事件后期出现吸气努力,判读为混合型呼吸暂停[5]。 推荐

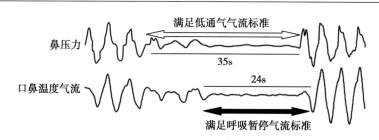
3. 如果呼吸暂停或低通气事件起始或终止于某一睡眠帧,判读相关呼吸事件并且将其纳入睡眠呼吸暂停低通气指数(AHI)统计。这种情况常发生在 AHI 较高的患者,由于频发呼吸事件使睡眠受到严重干扰,呼吸事件可能终止在判读为清醒的某一帧,

此时尽管包含部分呼吸事件,但该帧总睡眠时间<15s。不过,如呼吸暂停或低通气事件完全发生在判读为清醒的一帧,就不应判读也不将其纳入 AHI 统计,因为这种情况下难以明确定义分母。PSG 期间,如果这种情况很明显和/或干扰入睡,应在报告概述中予以描述。

4. 呼吸暂停替代传感器见本部分 A.2。

5. 无充分证据支持混合型呼吸暂停事件中阻塞型和中枢型成分的具体持续时间。因此,没有混合型呼吸暂停事件中各部分特定持续时间的推荐。

D. 低通气判读

1A. 满足下列全部标准,判读为低通气 [1,2,3](图 8-3): 推荐

    a. 采用鼻压力传感器(诊断研究)、PAP 设备气流(压力滴定研究)或低通气替代传感器(诊断研究)监测呼吸气流,信号峰值较事件前基线值下降 ≥30%。

    b. 气流信号下降 ≥30% 的持续时间 ≥10s。

    c. 血氧饱和度较事件前基线值下降 ≥3%,或事件伴觉醒。

1B. 满足下列全部标准,判读为低通气 [1,2,3]: 选择

    a. 采用鼻压力传感器(诊断研究)、PAP 设备气流(压力滴定研究)或低通气替代传感器(诊断研究)监测呼吸气流信号峰值较事件前基线值下降 ≥30%。

    b. 气流信号下降 ≥30% 的持续时间 ≥10s。

    c. 血氧饱和度较事件前基线值下降 ≥4%。

判读低通气是中枢型还是阻塞型为选择参数,见Ⅱ. 报告参数的第一部分多导睡眠监测报告规则,F 部分。

2. 如果选择判读阻塞型低通气,满足下列任一标准,判读为阻塞型低通气: 推荐

    a. 事件期间伴有鼾声。

    b. 与基线呼吸相比,鼻压力或 PAP 设备气流信号出现吸气平台波。

    c. 事件期间存在相关胸腹矛盾运动,但事件前不存在。

3. 如果选择判读中枢型低通气,下列情况均不存在时,判读为中枢型低通气: 推荐

    a. 事件期间伴有鼾声。

    b. 与基线呼吸相比,鼻压力或 PAP 设备气流信号出现吸气平台波。

    c. 事件期间存在相关胸腹矛盾运动,但事件前不存在。

说明:

1. 应在 PSG 报告中说明判读低通气事件采用的标准(1A 或 1B)。医生有责任确认并遵循患者报销方的标准,以便获得报销,使患者有资格接受治疗。

2. 低通气替代传感器见本部分 A.4。

3. 氧疗可能钝化氧饱和度下降。目前还没有关于氧疗患者未出现血氧饱和度下降时低通气事件的判读指南。诊断研究中,如果患者实施氧疗,应在研究报告总结中说明。

E. 呼吸努力相关觉醒判读

判读呼吸努力相关觉醒(RERA)为 选择 参数,见Ⅱ.报告参数的第一部分多导睡眠监测报告规则,F 部分。

如果选择判读呼吸努力相关觉醒(RERA),若呼吸事件持续 ≥10s,不符合呼吸暂停或低通气判读标准,同时伴随呼吸努力增强,或鼻压力(诊断研究)或 PAP 设备气流(压力滴定研究)波形的吸气相扁平,导致患者从睡眠中觉醒,判读为呼吸努力相关觉醒(见图 8-5)。推荐

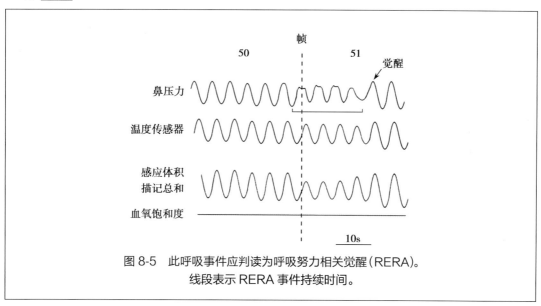

图 8-5　此呼吸事件应判读为呼吸努力相关觉醒(RERA)。
线段表示 RERA 事件持续时间。

F. 肺泡低通气判读

肺泡低通气监测为 选择 参数,见Ⅱ.报告参数的第一部分多导睡眠监测报告规则,F 部分。

如果选择判读肺泡低通气,当出现下列任一项时,判读为肺泡低通气[1,2]:推荐

　a. 动脉血(或替代监测方法)PCO_2 监测值>55mmHg,持续 ≥10min。
　b. 睡眠期间动脉血(或替代监测方法)PCO_2 监测结果较清醒仰卧位基线值增高 ≥10mmHg,并且 PCO_2>50mmHg,持续 ≥10min。

说明:
1. 肺泡低通气替代监测方法,见本部分 A.9 和 A.10。
2. 压力单位由 mmHg 换算为 kPa,换算系数如下:1mmHg=0.133kPa。

G. 陈 - 施呼吸判读

同时满足下列标准,判读为陈 - 施呼吸 [1,2](见图 8-6)：推荐

a. 连续发生的中枢型呼吸暂停和 / 或低通气事件 ≥ 3 次,事件之间被渐升与渐降的呼吸波分隔,周期 ≥ 40s。包括低通气在内潮气量或气流须出现对称性渐升渐降的形式。

b. 在 ≥ 2h 睡眠监测期间,每小时中枢型呼吸暂停和 / 或低通气事件 ≥ 5 次,同时伴渐升 / 渐降的呼吸形式。

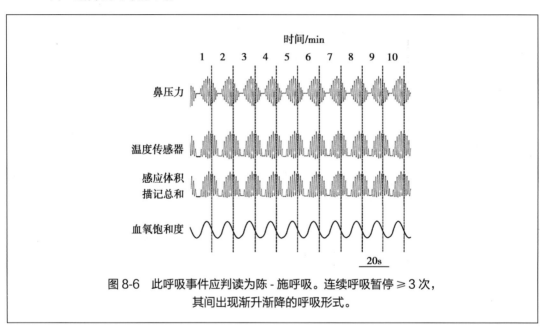

图 8-6　此呼吸事件应判读为陈 - 施呼吸。连续呼吸暂停 ≥ 3 次,
其间出现渐升渐降的呼吸形式。

说明：

1. 周期长度是指从中枢型呼吸暂停开始至随后的渐升与渐降呼吸周期结束(即下一次呼吸暂停开始)。

2. 在一段陈 - 施呼吸期间发生的中枢型呼吸暂停和低通气,都应该判读为单个呼吸暂停或低通气事件。

H. 特殊情况呼吸事件判读

气道正压通气(PAP)治疗压力滴定时,设置备用呼吸频率,满足下列所有标准,将 PAP 设备触发呼吸期间的呼吸事件,判读为一次中枢型呼吸暂停 [1](图 8-7)：推荐

a. PAP 设备气流信号下降满足呼吸暂停标准。

b. 事件期间存在设备触发的压力脉冲(压力支持)。

c. 事件期间无自主(患者触发)呼吸努力的证据。

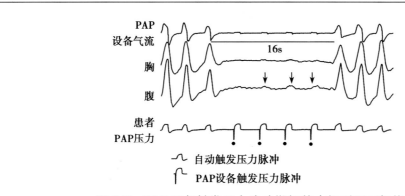

图 8-7　PAP 设备触发压力脉冲期间的中枢型呼吸暂停。PAP 设备气流信号下降并满足呼吸暂停标准,患者 PAP 压力是从 PAP 设备输出的压力信号,向下的小切迹(小圆点指示)为设备触发的一次压力脉冲。胸、腹带通道的小波(箭头指示)为设备触发脉冲产生的微弱气流,并非患者呼吸努力的证据。通过规律的间隔(备用频率)和不同波形也可区分患者触发的压力脉冲。

说明:

1. 实验室应与 PAP 设备生产商核实,以确认 PAP 压力信号是否有设备触发呼吸的标识,有些设备分设通道显示设备触发和辅助呼吸周期信号。

I. 参考文献

下列参考文献适用于Ⅷ. 呼吸规则,第一部分成人规则,D 部分

MALHOTRA RK, KIRSCH DB, KRISTO DA, et al. Polysomnography for obstructive sleep apnea should include arousal-based scoring: an American Academyof Sleep Medicine position statement [J]. J Clin Sleep Med., 2018, 14 (7): 1245-1247. doi: 10. 5664/jcsm. 7234.

Ⅷ.呼吸规则

第二部分：儿童规则

A. 儿童呼吸规则适用年龄

婴儿和儿童睡眠呼吸事件标准适用于年龄<18岁者，但≥13岁儿童具有成人体态者，可选用成人标准判读呼吸事件[1]。推荐

> 说明：
> 1. 既往研究显示，与使用2007年AASM第一版判读手册的成人规则相比，青少年使用儿童规则时呼吸暂停低通气指数（AHI）更高。2012年AASM判读手册2.0版中成人低通气规则D.1和儿童低通气规则类似，因此，使用成人和儿童规则时AHI差异较小。

B. 技术规范

1. 诊断研究中识别呼吸暂停，采用口鼻温度气流传感器监测气流[1]。推荐

2. 诊断研究中识别呼吸暂停，当口鼻温度气流传感器失常或信号不可信时，采用下列任一项（呼吸暂停替代传感器）[2]：
   a. 鼻压力传感器（有或无平方根转换）推荐
   b. 呼吸感应体积描记传感器总和（RIP总和，校准或未校准）推荐
   c. 呼吸感应体积描记传感器气流（RIP气流，校准或未校准）推荐
   d. 呼气末PCO_2 可接受
   e. 聚偏氟乙烯传感器总和（PVDF总和）可接受

3. 诊断研究中识别低通气，采用鼻压力传感器（有或无信号平方根转换）监测气流[3]。推荐

4. 诊断研究中识别低通气，当鼻压力传感器失常或信号不可信时，采用下列任一项（低通气替代传感器）[2]：
   a. 口鼻温度气流 推荐
   b. RIP总和（校准或未校准）推荐
   c. RIP气流（校准或未校准）推荐
   d. 胸腹RIP绑带（校准或未校准）推荐
   e. PVDF总和 可接受

5. 气道正压通气（PAP）治疗压力滴定期间，采用PAP设备气流信号识别呼吸暂停或低通气。推荐

6. 监测呼吸努力,采用下列任一项:
   a. 食管测压 推荐
   b. 胸腹 RIP 绑带(校准或未校准) 推荐
   c. 胸腹 PVDF 绑带 可接受

7. 监测血氧饱和度,采用脉搏血氧仪,在心率 80 次 /min 时,可接受最长平均信号时间 $\leq 3s$。 推荐

8. 监测鼾声,采用声音传感器(如麦克风)、压电传感器或鼻压力传感器[4]。 推荐

9. 诊断研究中探测肺泡低通气,采用动脉血 PCO_2、经皮 PCO_2 或呼气末 PCO_2[5,6]。 推荐

10. PAP 治疗压力滴定时探测肺泡低通气,采用动脉血 PCO_2 或经皮 PCO_2[5,6]。 推荐

说明:

1. 温度传感器包括热敏、热电偶或聚偏氟乙烯(PVDF)气流传感器。

2. RIP 总和是胸、腹 RIP 传感器(绑带)信号的代数和,其大小可估计潮气量。RIP 气流是 RIP 总和的时间导数,其大小可估计气流。可选择记录 RIP 总和或 RIP 气流。

3. 与平方根转换信号相比,采用无平方根转换的鼻压力信号判读低通气时,低通气指数略高。这种差异对大多数患者无显著临床意义。

4. 监测鼾声是推荐参数(见Ⅱ. 报告参数的第一部分多导睡眠监测报告规则,F 部分)。

5. 诊断研究中探测肺泡低通气是推荐参数,PAP 压力滴定时探测肺泡低通气是选择参数(见第Ⅱ章报告参数,第一部分多导睡眠监测报告规则,F 部分)。

6a. 判读呼气末和经皮 PCO_2 数据准确性时必须结合临床。当监测数据与临床不符时,不能将监测值视为动脉血 PCO_2 的替代指标。

6b. 经皮 PCO_2 读数存疑时,应根据制造商操作规范,用参考气体校准经皮 PCO_2 传感器。注意,经皮 PCO_2 监测值通常较动脉血 PCO_2 变化滞后 2min 或更长。

6c. 患者存在鼻塞、鼻腔分泌物增多、张口呼吸或正在实施氧疗时,呼气末 PCO_2 监测常常受干扰或数据偏低。因此,获得呼气末 PCO_2 监测曲线平台波,对于确认监测结果的有效性至关重要。

C. 呼吸事件持续时间测量

与第一部分:成人规则 B.1 和 B.2 相同[1,2]。 推荐

说明:

1. 呼吸暂停替代传感器见本部分 B.2。
2. 低通气替代传感器见本部分 B.4。

D. 呼吸暂停判读

1. **同时满足下列所有项时,判读为呼吸暂停** [1,2,3,4,5] ：推荐
    a. 口鼻温度传感器(诊断研究)、PAP 设备气流(滴定研究)或呼吸暂停*替代传感器*(诊断研究)信号峰值较呼吸事件出现前的基线值下降 ≥ 90%。
    b. 气流信号下降 ≥ 90% 的持续时间符合阻塞型、混合型或中枢型呼吸暂停持续时间最低标准。
    c. 事件满足阻塞型、混合型或中枢型呼吸暂停中呼吸努力的标准。
2. **如果满足呼吸暂停标准,持续至少 2 个基线呼吸周期时间,同时整个呼吸气流缺失期间存在相关的呼吸努力,判读为阻塞型呼吸暂停。** 推荐
3. **如果满足呼吸暂停标准,整个事件期间不存在吸气努力,并且至少存在下列任一项,判读为中枢型呼吸暂停：** 推荐
    a. 事件持续时间 ≥ 20s。
    b. 事件持续时间至少为 2 个基线呼吸周期,同时伴觉醒或动脉氧饱和度下降 ≥ 3%。
    c. 事件持续时间至少为 2 个基线呼吸周期,同时伴心率下降,<50 次 /min 持续至少 5s。1 岁以内婴儿基础心率较快,修正为心率下降,<60 次 /min 持续 15s。
4. **如果满足呼吸暂停标准,持续至少 2 个基线呼吸周期,同时整个呼吸气流缺失期间一部分不存在吸气努力,而另一部分存在吸气努力,无论哪一部分在先,均判读为混合型呼吸暂停。** 推荐

说明：
1. 如果呼吸事件中部分符合呼吸暂停标准(包括至少 2 个呼吸周期),其他部分符合低通气标准,整个事件应判读为呼吸暂停。
2. 如果呼吸暂停或低通气事件起始或终止于某一睡眠帧,判读相关呼吸事件并且将其纳入睡眠呼吸暂停低通气指数(AHI)统计。这种情况常发生在 AHI 较高的患者,由于频发呼吸事件使睡眠受到严重干扰,呼吸事件可能终止在判读为清醒的某一帧,此时尽管包含部分呼吸事件,但该帧总睡眠时间 <15s。不过,如呼吸暂停或低通气事件完全发生在判读为清醒的一帧,就不应判读也不将其纳入 AHI 统计,因为这种情况下难以确定(AHI)分母。PSG 期间,如果这种情况很明显和 / 或干扰入睡,应在报告概述中予以描述。
3. 呼吸暂停替代传感器见本部分 B.2。
4. 无充分证据支持混合型呼吸暂停事件中阻塞型和中枢型成分的具体持续时间。因此,没有混合型呼吸暂停事件中各部分特定持续时间的推荐。
5. 尽管非必需,但是在睡眠报告中描述气道保护性动作非常有价值,如持续张口或用口呼吸、颈部过伸和避免仰卧位睡眠,这些都是阻塞型睡眠呼吸暂停的补充证据。

E. 低通气判读

判读低通气是中枢型还是阻塞型为 选择 参数,见II.报告参数的第一部分:多导睡眠监测报告规则,F 部分。

1. **满足下列全部标准,判读为低通气 [1,2,3]: 推荐**
   a. 采用鼻压力传感器(诊断研究)、PAP 设备气流(压力滴定研究)或低通气*替代传感器*(诊断研究)监测呼吸气流,信号峰值较事件前基线值下降 ≥ 30%。
   b. 气流信号下降 ≥ 30% 的持续时间 ≥ 2 个呼吸周期。
   c. 血氧饱和度较事件前基线值下降 ≥ 3%,或事件伴觉醒。

2. **如果选择判读阻塞型低通气,满足下列任一标准,判读为阻塞型低通气: 推荐**
   a. 事件期间伴有鼾声。
   b. 与基线呼吸相比,鼻压力或 PAP 设备气流信号出现吸气平台波。
   c. 事件期间存在相关胸腹矛盾运动,但事件前不存在。

3. **如果选择判读中枢型低通气,下列情况均不存在时,判读为中枢型低通气: 推荐**
   a. 事件期间伴有鼾声。
   b. 与基线呼吸相比,鼻压力或 PAP 设备气流信号出现吸气平台波。
   c. 事件期间存在相关胸腹矛盾运动,但事件前不存在。

> **说明:**
> 1. 低通气替代传感器见本部分 B.4。
> 2. 氧疗可能钝化血氧饱和度下降。目前还没有关于氧疗患者未出现血氧饱和度下降时低通气事件判读的指南。诊断研究中,如果患者实施氧疗,应在研究报告总结中说明。
> 3. 尽管非必需,但是在睡眠报告中描述气道保护性动作非常有价值,如持续张口或用口呼吸、颈部过伸和避免仰卧位睡眠,这些都是阻塞型睡眠呼吸暂停的补充证据。

F. 呼吸努力相关觉醒判读

判读呼吸努力相关觉醒(RERA)为 选择 参数,见II.报告参数的第一部分:多导睡眠监测报告规则,F 部分。

如果选择判读呼吸努力相关觉醒,如果呼吸事件持续 ≥ 2 个呼吸周期(或 2 个基线呼吸周期时间),不符合呼吸暂停或低通气判读标准,并且导致患儿从睡眠中觉醒,将其判读为 RERA。呼吸事件存在下列一项或多项特征: 推荐
   a. 呼吸努力增强。
   b. 鼻压力(诊断研究)或 PAP 设备气流(压力滴定研究)波形吸气相部分扁平。
   c. 鼾声。
   d. 呼气末 PCO_2 较呼吸事件前基线升高。

G. 肺泡低通气判读

监测儿童肺泡低通气在诊断研究中为 推荐 参数,在 PAP 压力滴定期间为 选择 。

当动脉血或替代监测方法 $PCO_2 > 50mmHg$,且持续时间 > 25% 总睡眠时间时,判读为肺泡低通气[1,2]。 推荐

> **说明:**
> 1. 肺泡低通气替代监测方法,见本部分 B.9 和 B.10。
> 2. 压力单位由 mmHg 换算为 kPa,换算系数如下: 1mmHg = 0.133kPa。

H. 周期性呼吸判读

如果中枢型呼吸暂停(无呼吸气流及吸气努力)事件持续时间 > 3s,事件次数 ≥ 3 次,被 ≤ 20s 的正常呼吸所分隔,判读为周期性呼吸[1]。 推荐

> **说明:**
> 1. 周期性呼吸中所发生的中枢型呼吸暂停,也应判读为单个呼吸暂停事件。

I. 特殊情况呼吸事件判读

气道正压通气(PAP)治疗压力滴定时,设置备用呼吸频率,满足下列所有标准,将 PAP 设备触发呼吸期间的呼吸事件,判读为一次中枢型呼吸暂停[1](图 8-8): 推荐

 a. PAP 设备气流信号下降满足呼吸暂停标准。

 b. 事件期间存在设备触发的压力脉冲(压力支持)。

 c. 事件期间无自主(患者触发)呼吸努力的证据。

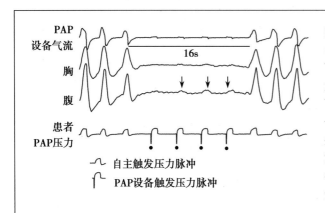

图 8-8　PAP 设备触发压力脉冲期间的中枢型呼吸暂停。PAP 设备气流信号下降并满足呼吸暂停标准,患者 PAP 压力是从 PAP 设备输出的压力信号。向下的小切迹(小圆点指示)为设备触发的一次压力脉冲。胸、腹带通道的小波(箭头指示)为设备触发脉冲产生的微弱气流,并非患者呼吸努力的证据。通过规律的间隔(备用频率)和不同波形也可区分患者触发的压力脉冲。

> **说明:**
>
> 1. 实验室应与 PAP 设备生产商核实,以确认 PAP 压力信号是否有设备触发呼吸的标识,有些设备分设通道显示设备触发和辅助呼吸周期信号。

IX．成人家庭睡眠呼吸暂停监测（HSAT）规则

第一部分：使用呼吸气流和／或呼吸努力进行 HSAT

A．常规报告参数 [1]

1. 设备类型	推荐
2. 气流传感器类型 [2]	推荐
3. 呼吸努力传感器类型（单个或双个）	推荐
4. 血氧饱和度	推荐
5. 心率（ECG 或源自血氧监测仪）	推荐
6. 体位	选择
7. 睡眠／清醒时间或监测时间（说明监测方法）[3]	选择
8. 鼾声（声学、压电传感器或源于鼻压力传感器信号）	选择

> **说明：**
> 1. 替代监测方法见第二部分：使用外周动脉张力监测（PAT）进行 HSAT。
> 2. 如 F 部分所述，也可选用潮气量传感器（如 RIP 总和）。
> 3. 应用 EEG、EOG 及颏（下颌）EMG 记录信号判定睡眠。在报告中应说明判定监测时间（monitoring time，MT）的方法。

B．未记录睡眠时报告参数

1. 记录开始时间（h：min）	推荐
2. 记录结束时间（h：min）	推荐
3. 总记录时间（TRT）（包括清醒和伪迹所占时间）	推荐
4. 监测时间（MT）[1]（用于计算呼吸事件指数）[2]	推荐
5. 心率	
5a. 平均心率	推荐
5b. 最高心率	选择
5c. 最低心率	选择

6. 呼吸事件（respiratory event，RE）次数	推荐
6a. 呼吸暂停次数	推荐
6b. 低通气次数	推荐
6c. 阻塞型、中枢型和混合型呼吸暂停次数	选择
7. 基于监测时间（MT）的呼吸事件指数（REI）=（呼吸事件总次数 ×60）/MT（min）	推荐
8. 仰卧位和非仰卧位 REI	选择
9. 中枢型呼吸暂停指数（CAI）=（中枢型呼吸暂停次数 ×60）/MT（min）[3]	选择
10. 血氧饱和度监测（下列 3 个参数之一）[4]	推荐
10a. ≥3% 或 ≥4% 血氧饱和度下降指数（ODI）=（ ≥3% 或 ≥4% 血氧饱和度下降次数 ×60）/MT（min）（指明血氧饱和度下降测量是 ≥3% 还是 ≥4%）[5]	
10b. 动脉血氧饱和度，均值，最大值和最小值	
10c. 动脉血氧饱和度 ≤88% 或其他阈值的时间	
11. 鼾声（如记录）	选择

说明：

1. 监测时间（MT）=总记录时间减去伪迹和经体动记录仪、体位传感器、呼吸形式或睡眠日记确定的患者清醒时间。应描述确定 MT 的方法。为了报销，医生可能需要在 HSAT 报告中说明用 MT 替代总记录时间（TRT）。

2. 呼吸事件指数（REI）=呼吸事件总次数 ×60/ 监测时间。为了报销，医生可能需要在 HSAT 报告中说明用 REI 替代 AHI。

3. 源于 HAST 的中枢型呼吸暂停指数（CAI）与源于 PSG 的参数可能不同，因为 HAST 使用 MT 而非 TST，且呼吸努力信号质量在无人值守情况下会降低。

4. 报告所有 3 个参数会为临床医生提供重要信息。

5. ODI 应使用与低通气事件判读相同的血氧饱和度下降标准。例如，低通气判读基于 ≥3% 血氧饱和度下降，则 ODI 应为 ≥3% 血氧饱和度下降次数 ×60/MT。

C. 记录睡眠时报告参数

1. 记录开始时间（h：min）	推荐
2. 记录结束时间（h：min）	推荐
3. 总记录时间（TRT）（包括清醒和伪迹所占时间）	推荐
4. 总睡眠时间（TST）[1]	推荐

5. 心率(平均值、最高值、最低值)	推荐
6. 呼吸事件(RE)次数	推荐
6a. 呼吸暂停次数	推荐
6b. 低通气次数	推荐
6c. 阻塞型、中枢型和混合型呼吸暂停次数	选择
7. 呼吸暂停低通气指数(AHI)=［(呼吸暂停次数＋低通气次数)×60］/TST(min)[1]	推荐
8. 仰卧位和非仰卧位 AHI	选择
9. 中枢型呼吸暂停指数(CAI)=(中枢型呼吸暂停次数×60)/TST(min)	选择
10. 血氧饱和度监测(下列 3 个参数之一)[2]	推荐
10a. ≥3% 或 ≥4% 血氧饱和度下降指数(ODI)=(≥3% 或 ≥4% 血氧饱和度下降次数 ×60)/TST(min)(指明血氧饱和度下降测量是 ≥3% 还是 ≥4%)[3]	
10b. 动脉血氧饱和度,平均值和最小值	
10c. 动脉血氧饱和度 ≤88% 或其他阈值的时间	
11. 鼾声(如记录)	选择

说明:
1. 该项是假定监测 EEG、EOG 和颏 EMG 的情况下。
2. 报告所有 3 个参数会为临床医生提供重要信息。
3. ODI 应使用与低通气事件判读相同的血氧饱和度下降标准。例如,低通气判读是基于 ≥3% 血氧饱和度下降,则 ODI 应为 ≥3% 血氧饱和度下降次数 ×60/TST。

D. 概述

1. 监测日期/报告日期	推荐
2. 监测技术的适宜性(依据睡眠中心的政策和程序定义)	推荐
2a. 因为技术问题需重复监测	推荐
2b. 监测的局限性	推荐
3. 解读 REI(基于 MT)或 AHI(记录睡眠时)	推荐
4. 鼾声	选择
5. 解释	推荐
5a. 监测结果是否支持阻塞性睡眠呼吸暂停(OSA)的诊断	推荐

5b. 严重程度(适用时)	推荐
6. 根据 AASM 临床指南和实践参数推荐处置意见	推荐
7. 监管链信息(适用时)	选择

E. 技术和数据规范: HSAT 设备记录特征

1. 美国食品药品监督管理局认可或批准的设备	推荐
2. 各部件唯一的标识符	推荐
3. 必须达到 CPT 编码 95800、95801 或 95806[1] 最低标准(或同级别 G 编码标准)[1]	推荐
4. 能够记录血氧饱和度	推荐
5. 能够监测心率	推荐
5a. 平均心率	推荐
5b. 最高心率	选择
5c. 最低心率	选择
6. 能够回放原始数据、人工判读或编辑自动分析结果[2]	推荐
7. 能够基于监测时间(MT)计算呼吸事件指数(REI),替代 PSG 时的呼吸暂停低通气指数(AHI)	推荐
8. 监管链信息(适用时)	选择

说明:

1. 95800—非值守睡眠监测,同步记录心率、血氧饱和度,呼吸事件分析(如通过气流或外周动脉张力)和睡眠时间。

   95801—非值守睡眠监测,同步记录心率、血氧饱和度,呼吸事件分析(如通过气流或外周动脉张力)。

   95806—非值守睡眠监测,同步记录心率、血氧饱和度、呼吸气流和呼吸努力(如胸腹运动)。

2. 详细原始数据可回放显示,并具有事件编辑功能。

F. HSAT 呼吸事件判读规则: 技术规范

1. HAST 诊断研究中,采用呼吸气流识别呼吸事件,至少使用下列传感器之一[1]:
   a. 口鼻温度气流传感器[2] 推荐

b. 鼻压力传感器(有或无平方根转换)[3,4] 推荐

c. 替代传感器包括[5]:

i. 呼吸感应体积描记传感器总和(RIP 总和)或呼吸感应体积描记传感器气流 (RIP 气流) 推荐

ii. PVDF 总和 可接受

2. **监测呼吸努力,采用下列技术之一**[6]:

a. 双胸腹 RIP 绑带[5] 推荐

b. 单胸腹 RIP 绑带[5] 可接受

c. 单或双胸腹 PVDF 绑带[5] 可接受

d. 单或双胸腹压电绑带[5] 可接受

e. 单或双气动绑带(pneumatic belts)[5] 可接受

3. **使用脉搏血氧仪监测血氧饱和度**[7] 推荐

4. **监测鼾声,采用声音传感器(如麦克风)、压电传感器或鼻压力传感器。** 选择

说明:

1. 至少需要一个气流传感器。最好能同时采用口鼻温度传感器和鼻压力传感器记录气流。也可选择前述的一种替代传感器代替口鼻温度传感器。

2. 温度传感器包括热敏、热电偶或聚偏氟乙烯(PVDF)气流传感器。如果未同步使用鼻压力传感器监测,有些温度传感器可能会使低通气探测的敏感性降低。

3. 与采用平方根转换的信号相比,采用没有进行平方根转换的鼻压力信号判读睡眠相关呼吸事件会使低通气指数稍高,但这种差异对大多数患者无显著临床意义。

4. 如果只记录鼻压力信号而未同步记录口鼻温度传感器信号,可能会将某些低通气判读为呼吸暂停。

5. RIP 总和是胸腹 RIP 传感器(绑带)信号的代数总和,信号的偏转可以估算潮气量。RIP 气流是 RIP 总和的时间导数,信号的偏转可以估计气流。PVDF 总和是胸腹 PVDF 传感器(绑带)信号的代数总和。

6. 只有 CPT 编码 95806 的设备要求监测呼吸努力。如果监测呼吸努力至少应用一项以上技术,最好使用胸腹双监测带,单条呼吸监测带也能够接受。

7. 血氧饱和度记录仪要求与实验室内 PSG 血氧饱和度监测的要求一致。

G. HSAT 呼吸事件判读规则:使用呼吸气流和/或呼吸努力传感器判读呼吸暂停

1. **同时满足下列两项标准时,判读为呼吸暂停**[1,2,3,4]。 推荐

a. 推荐或替代气流传感器监测的信号峰值较呼吸事件出现前的基线值下降 ≥ 90%。

b. 气流信号下降 ≥ 90% 的持续时间 ≥ 10s。

2. **如果满足呼吸暂停标准,并且在整个气流缺失期间存在持续或逐渐增加的吸气努力,判读为<u>阻塞型呼吸暂停</u>。** 推荐

3. 如果满足呼吸暂停标准,并且在整个气流缺失期间不存在吸气努力,判读为<u>中枢型</u>呼吸暂停。 推荐

4. 如果满足呼吸暂停标准,并且在整个气流缺失期间的初始部分不存在吸气努力,但在事件后期出现吸气努力,判读为<u>混合型</u>呼吸暂停。 推荐

> **说明:**
> 1. 判读呼吸暂停不需要血氧饱和度降低的标准。
> 2. 如果呼吸事件中部分符合呼吸暂停标准,其他部分符合低通气标准,整个事件应判读为呼吸暂停。
> 3. 无充分证据支持混合型呼吸暂停事件中阻塞型和中枢型成分的具体持续时间。因此,无关于混合型呼吸暂停事件各成分特定持续时间的推荐。
> 4. 某些设备无法对呼吸暂停进行分型。

H. HSAT 呼吸事件判读规则: 使用呼吸气流和 / 或呼吸努力传感器判读低通气

1A. 如果未记录睡眠,满足下列全部标准时,判读为低通气[1]: 推荐
   a. 推荐或*替代*气流传感器监测信号峰值较事件前基线值下降 ≥30%。
   b. 气流信号下降 ≥30% 的持续时间 ≥10s。
   c. 血氧饱和度较事件前的基线值下降 ≥3%。

1B. 如果未记录睡眠,满足下列全部标准时,判读为低通气[1]: 选择
   a. 推荐或*替代*气流传感器监测信号峰值较事件前基线值下降 ≥30%。
   b. 气流信号下降 ≥30% 的持续时间 ≥10s。
   c. 血氧饱和度较事件前的基线值下降 ≥4%。

2A. 如果记录睡眠,满足下列全部标准时,判读为低通气[1,2]: 推荐
   a. 推荐或*替代*气流传感器监测信号峰值较事件前基线值下降 ≥30%。
   b. 气流信号下降 ≥30% 的持续时间 ≥10s。
   c. 血氧饱和度较事件前的基线值下降 ≥3%,或事件伴随觉醒[2]。

2B. 如果记录睡眠,满足下列全部标准时,判读为低通气[1,2]: 选择
   a. 推荐或*替代*气流传感器监测信号峰值较事件前基线值下降 ≥30%。
   b. 气流信号下降 ≥30% 的持续时间 ≥10s。
   c. 血氧饱和度较事件前的基线值下降 ≥4%。

> **说明:**
> 1. 须在报告上具体注明判断低通气事件所使用的标准。
> 2. 只有在记录睡眠时(使用 EEG),才能基于觉醒判读低通气事件。

I. 参考文献

下列参考文献适用于Ⅸ.成人家庭睡眠呼吸暂停监测（HAST）规则的第一部分：使用呼吸气流和/或呼吸努力进行 HSAT。

1. COLLOP NA, ANDERSON WM, BOEHLECKE B, et al. Clinical guidelines for the use of unattended portable monitors in the diagnosis of obstructive sleep apnea in adult patients [J]. J Clin Sleep Med, 2007, 3 (7): 737-747. doi: 10. 5664/jcsm. 27032.
2. COLLOP NA, TRACY SL, KAPUR V, et al. Obstructive sleep apnea devices for out-of-center (OOC) testing: technology evaluation [J]. J Clin Sleep Med, 2011, 7 (5): 531-548. doi: 10. 5664/jcsm. 1328.

IX. 成人家庭睡眠呼吸暂停监测（HSAT）规则

第二部分：使用外周动脉张力监测（PAT）进行 HSAT

A. 常规报告参数

1. 设备类型	推荐
2. 估计睡眠／清醒时间和 REM 睡眠时间	推荐
3. 气流／呼吸努力替代信号（外周动脉张力）	推荐
4. 血氧饱和度	推荐
5. 心率	推荐
6. 鼾声（如记录）	选择
7. 体位（如记录）	选择

B. 报告记录数据

1. 记录开始时间（h：min）	推荐
2. 记录结束时间（h：min）	推荐
3. 记录持续时间（h：min）（总记录时间，TRT）	推荐
4. 估计睡眠时间（min）	推荐
4a. 估计 REM 睡眠、深睡眠及浅睡眠的百分比	选择
5. 心率（平均值、最高值、最低值）	推荐
6. 呼吸事件指数［REI；使用基于外周动脉张力的 AHI（pAHI）替代 REI］	
6a. pAHI 基于 ≥3% 血氧饱和度下降	推荐
6b. pAHI 基于 ≥4% 血氧饱和度下降	选择
7. ≥3% 或 ≥4% 血氧饱和度下降指数（ODI）=（≥3% 或 ≥4% 血氧饱和度下降次数 ×60）/MT（min）（指明血氧饱和度下降测量是 ≥3% 还是 ≥4%）	选择

C. 概述

1. 监测日期 / 报告日期	推荐
2. 监测技术的适宜性（依据睡眠中心的政策和程序定义）	推荐
2a. 因为技术问题需重复监测	推荐
2b. 监测的局限性	推荐
3. 估计睡眠时间的解释	推荐
4. 鼾声	选择
5. 解释	推荐
5a. 监测结果是否支持 OSA 的诊断	推荐
5b. 严重程度（适用时）	推荐
6. 根据 AASM 临床指南和实践参数推荐处置意见	推荐
7. 监管链信息（适用时）	选择

D. 技术和数据规范：HSAT 设备记录特征

1. 美国食品药品监督管理局认可或批准的设备	推荐
2. 各部件唯一的标识符	推荐
3. 必须达到 CPT 编码 95800 或 95801 最低标准 [1]	推荐
4. 能够记录血氧饱和度	推荐
5. 能够监测心率	推荐
6. 能够回放原始数据、人工判读或编辑自动分析结果 [2]	推荐
7. 能够计算 REI（替代呼吸暂停低通气指数 AHI），类似于实验室 PSG 时的 AHI[3]	推荐
8. 监管链信息（适用时）	选择

说明：

1. 95800—非值守睡眠监测，同步记录心率、血氧饱和度，呼吸事件分析（如通过气流或外周动脉张力）和睡眠时间。

    95801—非值守睡眠监测，同步记录心率、血氧饱和度，呼吸事件分析（如通过气流或外周动脉张力）。

2. 详细原始数据可回放，并具有事件编辑功能。

3. 替代 AHI 是基于体动仪估算的睡眠时间，而非 EEG 监测的总睡眠时间（TST）。

E. HSAT 呼吸事件判读规则：技术规范

    1. 基于外周动脉张力监测的 HAST 诊断研究中，采用外周动脉张力、血氧饱和度下降以及脉氧仪导出的心率变化来识别呼吸事件（RE）[1]。 可接受

    2. 通过脉搏血氧仪监测血氧饱和度。 推荐

> **说明：**
> 1. 设备使用的算法必须符合 AASM 现行认证标准。

F. 参考文献

    下列参考文献适用于 IX . 成人家庭睡眠呼吸暂停监测（HSAT）规则的第二部分：使用外周动脉张力（PAT）进行 HSAT

1. COLLOP NA, ANDERSON WM, BOEHLECKE B, et al. Clinical guidelines for the use of unattended portable monitors in the diagnosis of obstructive sleep apnea in adult patients [J]. J Clin Sleep Med, 2007, 3 (7): 737-747. doi: 10. 5664/jcsm. 27032.
2. COLLOP NA, TRACY SL, KAPUR V, et al. Obstructive sleep apnea devices for out-of-center (OOC) testing: technology evaluation [J]. J Clin Sleep Med, 2011, 7 (5): 531-548. doi: 10. 5664/jcsm. 1328.

X. 发展历程

未来版本

根据循证医学原则,临床决策应源于该研究领域的最佳证据、医生的专业技能以及患者的期望和价值观。美国睡眠医学会(AASM)致力于采用循证医学证据更新 AASM 判读手册,通过进行系统的文献检索,搜集所有现有证据,临床专家对可能的规则草案提出指导与反馈意见,睡眠技师及睡眠中心其他工作人员提供专业的意见以及患者的优先选择。最后,在线模式的手册便于根据用户和受益者的反馈,以及最新证据进行修订。

判读手册委员会的任务是不断复审、更新判读手册,进一步阐明现有规则和注释,以及基于临床新证据或技术进展提出修改意见。新版本发行前,AASM 理事会须对所有修订进行审批、通过,新版本发布时,同时在线发布变更摘要。

补充资源

新版本 AASM 判读手册发布时,AASM 网站上同时发布变更摘要,阐明与上一版本相比的变化。此外,也在线上发布了包含附加信息的常见问题文档,当新版本发布或有新问题需要补充时,常见问题会更新。

例如,在已发布的 AASM 判读手册中发现错误时,将在网上添加勘误表,供用户访问更正。

早期版本与发布日期

- 2.6 版本:2020 年 1 月
- 2.5 版本:2018 年 4 月
- 2.4 版本:2017 年 4 月
- 2.3 版本:2016 年 4 月
- 2.2 版本:2015 年 7 月
- 2.1 版本:2014 年 7 月
- 2.0.3 版本:2014 年 1 月
- 2.0.2 版本:2013 年 9 月
- 2.0.1 版本:2013 年 7 月
- 2.0 版本:2012 年 10 月

XI. 程序说明

证据等级

标准(standard)基于 1 级证据或强有力的 2 级证据的推荐。

指南(guideline)基于 2 级证据或形成共识的 3 级证据的推荐。

共识(consensus)证据少于指南,基于现有资料,按照达成标准化共识程序形成的推荐。

裁定(adjudication)执行委员会基于所有现有资料提出的建议。裁定仅在下列情况下执行:(a)缺乏充足证据,无法达成共识;或(b)需要召集各专家组组长就某些规则问题稍加澄清和补充。

II. 报告参数

第一部分:多导睡眠监测报告规则

A. 1~10	参数(parameters):无证据,采用和修改自美国睡眠医学会(AASM)既往应用参数。专家组形成共识,执行委员会批准。	共识
B. 1~10	睡眠分期参数(sleep scoring data):无证据,采用和修改自 AASM 既往应用参数。专家组成员形成共识,执行委员会批准。	共识
C. 1~2	觉醒事件(arousal events):无证据,采用和修改自 AASM 既往应用参数,并符合觉醒专家组的规则。专家组形成共识,执行委员会批准。	共识
D. 1~10	心脏事件(cardiac events):无证据,符合心脏专家组规则。心脏专家组形成共识,执行委员会批准。	共识
E. 1~5	运动事件(movement events):无证据,判读手册委员会(Scoring Manual Committee,SMC*)一致同意,AASM 理事会(AASM Board of Directors)批准。	共识
F. 1~27	呼吸事件(respiratory events):无证据,采用和修改自 AASM 既往应用参数,并符合呼吸专家组的规则。呼吸专家组形成共识,执行委员会批准。2.0 版和 3.0 版由 SMC 补充和批准。	共识
G. 1~5	总结(summary statements):无证据,采用和修改自 AASM 既往应用参数。运动专家组成员形成共识,执行委员会批准。	共识

Ⅱ. 报告参数

第二部分：MSLT 和 MWT 报告规则

A. 1~4	常规参数（general parameters）：无证据，SMC 一致同意，AASM 理事会批准。	共识
B. 1~5	患者信息（patient parameters）：无证据，SMC 一致同意，AASM 理事会批准。	共识
C. 1~6	睡眠判读参数（sleep scoring data）：无证据，SMC 一致同意，AASM 理事会批准。	共识
D. 1~2	MSLT 总结（MSLT summative data）：无证据，SMC 一致同意，AASM 理事会批准。	共识
E.	MWT 总结（MWT summative data）：无证据，SMC 一致同意，AASM 理事会批准。	共识

Ⅲ. 技术和数据规范

A. 1~5	常规 PSG 记录采样频率和滤波规范：无证据，针对 ECG 采样频率和实践中常用原则的非系统性综述，数据专家组形成的共识，能够显示原始数据，SMC 一致同意，AASM 理事会批准。	共识
B. 1~7	数字化 PSG 记录系统功能：无证据，数据专家组形成共识，执行委员会批准。	共识
C. 1~10	PSG 显示和显示操作：无证据，数据专家组形成共识，执行委员会批准。	共识
D. 1~4	PSG 数据分析：无证据，数据专家组形成共识，执行委员会批准。	共识
E. 1~21	定标以记录相应系统响应：无证据，SMC 一致同意，AASM 理事会批准。	共识

Ⅳ. 睡眠分期规则

第一部分：成人规则

A. 1	推荐 EEG 导联：4 级证据，人工判读专家组形成共识，执行委员会批准。	共识
A. 2	可接受 EEG 导联：4 级证据，人工判读专家组形成共识，执行委员会批准。	共识
A. 3	10-20 放置图：无证据，认为没有必要进行专家共识投票表决，执行委员会同意作为标准化和公认可接受的程序。	裁定
B. 1	推荐 EOG 导联：4 级证据，人工判读专家组形成共识，执行委员会批准。	共识
B. 2	可接受 EOG 导联：4 级证据，人工判读专家组形成共识，执行委员会批准。	共识
C. 1~2	EMG 导联：无证据，依据工程与技术审查小组要求，由人工判读专家组组长提出特定距离和备用导联的说明，形成共识，执行委员会批准。	共识 和 裁定

D.1	睡眠分期术语:无证据,人工判读专家组形成共识,执行委员会批准。	共识
D.2.a~b,d	每帧判读参数:无证据,人工判读专家组形成共识,执行委员会批准。	共识
D.2.c	多期并存帧的判定:无证据,人工判读专家组组长和执行委员会一致同意的说明。	裁定
D.3	有限证据:SMC 形成共识,AASM 理事会批准。	共识
E.1	W 期定义:非常有限的 3 级、4 级证据,人工判读专家组形成共识,执行委员会批准。	共识
E.2	α 波(presence of alpha):可靠性不一致的 1 级、2 级证据,有效性不一致的 3 级证据,人工判读专家组形成共识,执行委员会批准。	共识
F.1	N1 期定义:有限的证据,人工判读专家组形成共识,执行委员会批准。	共识
F.2	根据 α 节律被取代判读 N1 期:可靠性不一致的 1 级、2 级证据,有效性不一致的 3 级证据,人工判读专家组形成共识,执行委员会批准。	共识
F.3	根据频率减慢、顶尖波和缓慢眼球运动判读 N1 期:有限的证据,人工判读专家组形成共识,执行委员会批准。	共识
F.4	有限证据,SMC 形成共识,AASM 理事会批准。	共识
F.5	有限证据,SMC 形成共识,AASM 理事会批准。	共识
F.6	有限证据,SMC 形成共识,AASM 理事会批准。	共识
G.1	N2 期定义:有限的 3 级、4 级证据,人工判读专家组形成共识,执行委员会批准。	共识
G.2	根据 K 复合波和梭形波判读 N2 期:一致的 1 级、2 级证据,人工判读专家组形成共识,执行委员会决定。	标准
G.3	有限证据,SMC 形成共识,AASM 理事会批准。	共识
G.4	N2 期持续:有限证据,人工判读专家组形成共识,执行委员会批准。	共识
G.5	有限证据:SMC 形成共识,AASM 理事会批准。	共识
G.6	N2 期终止:有限证据,通过其他规则推理,人工判读专家组形成共识,执行委员会批准。	共识
H.1	N3 期定义:一致的 3 级、4 级证据,人工判读专家组形成共识,执行委员会批准。	共识
H.2	N3 期规则:一致的 1 级、2 级证据,执行委员会决定,人工判读专家组形成共识。	标准
I.1	R 期定义:有限证据,人工判读专家组形成共识,执行委员会批准。	共识
I.2	根据快速眼球运动,低 EMG 和 EEG 判读 R 期:一致的 1 级、2 级证据,执行委员会决定,人工判读专家组形成共识。	标准

I. 3	有限证据,SMC 形成共识,AASM 理事会批准。	共识
I. 4	有限证据,SMC 形成共识,AASM 理事会批准。	共识
I. 5	R 期持续:有限证据,人工判读专家组形成共识,执行委员会批准。	共识
I. 6	R 期终止:有限证据,通过其他规则推理,人工判读专家组形成共识,执行委员会批准。	共识
I. 7	有限证据,SMC 形成共识,AASM 理事会批准。	共识
J. 1	大体动定义:无证据,人工判读专家组形成共识,执行委员会批准。	共识
J. 2~4	大体动规则:无证据,人工判读专家组形成共识,执行委员会批准。	共识

Ⅳ. 睡眠分期规则

第二部分:儿童规则

A.	年龄:有限证据,儿科专家组形成共识,执行委员会批准。	共识
B.	技术规范:儿科专家组接受成人规则,在说明中明确儿童应用的注意事项。	共识
C. 1	术语:无证据,儿科专家组形成共识,执行委员会批准。	共识
C. 2~5	睡眠分期判读:有限证据,儿科专家组形成共识,执行委员会批准。	共识
D. 1	W 期定义:有限证据,儿科专家组形成共识,执行委员会批准。	共识
D. 2	W 期判读规则:有限证据,儿科专家组形成共识,执行委员会批准。	共识
E. 1	N1 期定义:有限证据,儿科专家组形成共识,执行委员会批准。	共识
E. 2~3	N1 期判读规则:有限证据,儿科专家组形成共识,执行委员会批准。	共识
F.	N2 期判读规则:儿科专家组接受成人规则。	共识
G.	N3 期判读规则:儿科专家组接受成人规则。	共识
H.	R 期判读规则:儿科专家组接受成人规则。	共识

Ⅳ. 睡眠分期规则

第三部分:婴儿规则

A.	年龄:判读手册编辑委员会一致同意,AASM 理事会批准。	共识
B. 1	技术规范:判读手册编辑委员会接受成人规则。	共识
B. 2	推荐技术规范:判读手册编辑委员会一致同意,AASM 理事会批准。	共识

B.3	选择技术规范:判读手册编辑委员会一致同意,AASM 理事会批准。	共识
B.4	推荐技术规范:SMC 一致同意,AASM 理事会批准。	共识
C.1	术语:判读手册编辑委员会一致同意,AASM 理事会批准。	共识
C.2~6	睡眠分期判读:判读手册编辑委员会一致同意,AASM 理事会批准。	共识
C.7	EOG 特征的定义:判读手册编辑委员会一致同意,AASM 理事会批准。	共识
C.8	颏 EMG 形式的定义:判读手册编辑委员会一致同意,AASM 理事会批准。	共识
D.a~c	W 期判读规则:判读手册编辑委员会一致同意,AASM 理事会批准。	共识
E.a~e	N 期判读规则:判读手册编辑委员会一致同意,AASM 理事会批准。	共识
F.1~2	R 期判读规则:判读手册编辑委员会一致同意,AASM 理事会批准。	共识
G.1~2	T 期判读规则:判读手册编辑委员会一致同意,AASM 理事会批准。	共识

V. 觉醒规则

A.1	觉醒判读规则:持续时间和 EEG 变化,1 级和 2 级证据,觉醒专家组形成共识,执行委员会决定。	标准
A.1	觉醒判读规则:技术 / 行业要求说明 EMG 增高持续时间,由专家组组长推荐,经执行委员会裁定。	裁定
A.2	转换到 W 期之前的觉醒:无证据,SMC 形成共识,AASM 理事会批准。	共识

VI. 心脏规则

A.1	单独 II 导:无证据,心脏专家组形成共识,执行委员会批准。	共识
A.2	单独 I 导:无证据,SMC 形成共识,AASM 理事会批准。	共识
B.1	心动过速:3 级、4 级证据,心脏专家组形成共识,执行委员会批准。	共识
B.2	心动过缓:3 级、4 级证据,心脏专家组形成共识,执行委员会批准。	共识
B.3	心脏停搏:有限证据,心脏专家组形成共识,执行委员会批准。	共识
B.4	宽复合波心动过速:有限证据,心脏专家组形成共识,执行委员会批准。	共识
B.5	窄复合波心动过速:有限证据,心脏专家组形成共识,执行委员会批准。	共识
B.6	心房颤动:心脏专家组修订美国心脏协会共识,执行委员会批准。	共识
B.7	房室传导阻滞:SMC 形成共识,AASM 理事会批准。	共识
B.8	心脏起搏心律:SMC 形成共识,AASM 理事会批准。	共识

Ⅶ. 运动规则

A. 1	监测腿部运动推荐电极放置：判读手册编辑委员会一致同意，AASM 理事会批准。	共识
A. 2	监测腿部运动推荐参数：判读手册编辑委员会一致同意，AASM 理事会批准。	共识
A. 3	监测上肢运动诊断 RBD 和进行标准研究：SMC 形成共识，AASM 理事会批准。	共识
A. 4	诊断 RBD 推荐视频 PSG：判读手册编辑委员会一致同意，AASM 理事会批准。	共识
A. 5	可选择咬肌电极：判读手册编辑委员会一致同意，AASM 理事会批准。	共识
A. 6	监测 RMD 可选择的放置电极：判读手册编辑委员会一致同意，AASM 理事会批准。	共识
A. 7	诊断 RMD 推荐视频 PSG：判读手册编辑委员会一致同意，AASM 理事会批准。	共识
B. 1.a	腿部运动：5 级证据，运动专家组形成共识，执行委员会批准。10s 替代既往5s，由运动专家组形成共识，执行委员会批准。	共识
B. 1.b~d	腿部运动：5 级证据，运动专家组形成共识，执行委员会批准。	共识
B. 1.e	腿部运动：SMC 形成共识，AASM 理事会批准。	共识
B. 2.a	周期性肢体运动序列：5 级证据，运动专家组形成共识，执行委员会批准。	共识
B. 2.b~c	周期性肢体运动序列：基于睡眠疾病国际分类（ICSD）共识的 5 级证据，运动专家组形成共识，执行委员会批准。	共识
B. 3	周期性肢体运动序列中发生的觉醒和肢体运动：判读手册编辑委员会一致同意，AASM 理事会批准。	共识
B. 4	一次呼吸事件前的腿部运动：判读手册编辑委员会一致同意，AASM 理事会批准。	共识
B. 5	连续腿部运动被清醒分隔：判读手册编辑委员会一致同意，AASM 理事会批准。	共识
C. a~b	时相性夜间磨牙：5 级证据，运动专家组形成共识，执行委员会批准。	共识
C. a,c	紧张性夜间磨牙：5 级证据，运动专家组形成共识，执行委员会批准。	共识
C. a	单次夜间磨牙波幅：无证据，基于技术小组提供的信息和运动专家组讨论，运动专家组形成共识，执行委员会裁定。	裁定
C. d	夜间磨牙发作：5 级证据，运动专家组形成共识，执行委员会批准。	共识
C. e	夜间磨牙判读：2 级、5 级证据，运动专家组形成共识，执行委员会批准。	标准
D. 1	快速眼动睡眠期肌电失弛缓定义：SMC 形成共识，AASM 理事会批准。	共识

D. 2~3	快速眼动睡眠期肌电失弛缓判读规则：SMC 形成共识，AASM 理事会批准。	共识
E. a~b	节律性运动障碍（RMD）频率：4 级证据水平，运动专家组形成共识，执行委员会批准。	共识
E. c~d	节律性运动障碍（RMD）：无证据，运动专家组形成共识，执行委员会批准。	共识
F. 1	交替性腿部肌肉活动最短持续时间：技术组和运动专家组组长提议取消，执行委员会裁定。	共识
F. 1.a~c	交替性腿部肌肉活动：基于 ICSD 共识的 4 级证据，运动专家组形成共识，执行委员批准。	共识
F. 1.d	交替性腿部肌肉活动：SMC 一致同意，AASM 理事会批准。	共识
F. 2.a~c	睡前足震颤（HFT）：2 级证据，运动专家组形成共识，执行委员会批准。	指南
F. 3.a~c	多发片段肌阵挛（EFM）：4 级证据，运动专家组形成共识，执行委员会批准。	共识

Ⅷ. 呼吸规则

第一部分：成人规则

A. 1	呼吸暂停推荐传感器：呼吸专家组形成共识，SMC 批准。	共识
A. 2.a~c	呼吸暂停替代传感器：呼吸专家组形成共识，SMC 批准。	共识
A. 2.d	可接受呼吸暂停监测采用 PVDF 总和替代：呼吸专家组未达成一致意见，经 AASM 理事会裁定，SMC 批准。	裁定
A. 3	低通气监测推荐传感器：呼吸专家组形成共识，SMC 批准。	共识
A. 4.a~d	低通气替代传感器：呼吸专家组形成共识，SMC 批准。	共识
A. 4.e	可接受低通气监测采用 PVDF 总和替代：呼吸专家组未达成一致意见，经 AASM 理事会裁定，SMC 批准。	裁定
A. 5	气道正压压力滴定期间呼吸暂停和低通气监测采用气流传感器：呼吸专家组形成共识，SMC 批准。	共识
A. 6.a~b	呼吸努力监测传感器：呼吸专家组形成共识，SMC 批准。	共识
A. 6.c	呼吸努力监测可接受 PVDF 胸腹绑带：呼吸专家组未达成一致意见，经 AASM 理事会裁定，SMC 批准。	裁定
A. 7	血氧监测首选传感器：采用脉搏血氧仪和平均信号时长，呼吸专家组形成共识，经 SMC 批准。	共识
A. 8	鼾声监测首选传感器：呼吸专家组形成共识，SMC 批准。	共识

A. 9	肺泡低通气诊断监测首选传感器:呼吸专家组形成共识,SMC 批准。	共识
A. 10	气道正压通气(PAP)压力滴定期间肺泡低通气监测首选传感器:呼吸专家组形成共识,SMC 批准。	共识
B. 1	呼吸事件起始和终止定义:呼吸专家组形成共识,SMC 批准。	共识
B. 2	测量呼吸暂停和低通气持续时间传感器:呼吸专家组形成共识,SMC 批准。	共识
C. 1.a~b	呼吸暂停事件波幅标准和事件持续时间标准:呼吸专家组形成共识,SMC 批准。	共识
C. 2	阻塞型呼吸暂停事件判读标准:呼吸专家组形成共识,SMC 批准。	共识
C. 3	中枢型呼吸暂停事件判读标准:呼吸专家组形成共识,SMC 批准。	共识
C. 4	混合型呼吸暂停事件判读标准:呼吸专家组形成共识,SMC 批准。	共识
D. 1A.a~c D. 1B.a~c	低通气波幅、持续时间和最低血氧饱和度标准:SMC 达成共识,AASM 理事会批准。	共识
D. 2.a~c	阻塞型低通气事件判读标准:呼吸专家组形成共识,SMC 批准。	共识
D. 3.a~c	中枢型低通气事件判读标准:呼吸专家组形成共识,SMC 批准。	共识
E.	呼吸努力相关觉醒判读标准:呼吸专家组形成共识,SMC 批准。	共识
F. a~b	肺泡低通气判读标准:呼吸专家组形成共识,SMC 批准。	共识
G. a~b	陈 - 施呼吸判读标准:呼吸专家组形成共识,SMC 批准。	共识
H.	气道正压通气(PAP)治疗压力滴定期间使用备用呼吸频率时的呼吸事件判断标准:SMC 形成共识,AASM 理事会批准。	共识

Ⅷ. 呼吸规则

第二部分:儿童规则

A.	儿童呼吸规则适用年龄:呼吸专家组达成共识,SMC 批准。	共识
B. 1	呼吸暂停推荐传感器:呼吸专家组形成共识,SMC 批准。	共识
B. 2.a~c	呼吸暂停替代传感器:呼吸专家组形成共识,SMC 批准。	共识
B. 2.d~e	可接受呼气末 PCO_2 监测呼吸暂停:呼吸专家组形成共识,SMC 批准。	共识
B. 3	低通气监测推荐传感器:呼吸专家组形成共识,SMC 批准。	共识
B. 4.a~e	低通气替代传感器:呼吸专家组形成共识,SMC 批准。	共识
B. 5	气道正压通气(PAP)压力滴定期间呼吸暂停和低通气监测采用的气流传感器:呼吸专家组形成共识,SMC 批准。	共识

B.6.a~c	呼吸努力监测传感器：呼吸专家组形成共识，SMC 批准。	共识
B.7	血氧监测首选传感器：采用脉搏血氧仪和平均信号时长，呼吸专家组形成共识，SMC 批准。	共识
B.8	鼾声监测首选传感器：呼吸专家组形成共识，SMC 批准。	共识
B.9	肺泡低通气诊断监测首选传感器：呼吸专家组形成共识，SMC 批准。	共识
B.10	气道正压通气（PAP）压力滴定期间肺泡低通气监测首选传感器：呼吸专家组形成共识，SMC 批准。	共识
C.	事件持续时间测量同成人：呼吸专家组形成共识，SMC 批准。	共识
D.1.a~c	呼吸暂停波幅、事件持续时间和呼吸努力标准：呼吸专家组形成共识，SMC 批准。	共识
D.2	阻塞型呼吸暂停判读标准：呼吸专家组形成共识，SMC 批准。	共识
D.3.a~c	中枢型呼吸暂停判读标准：呼吸专家组形成共识，SMC 批准。	共识
D.4	混合型呼吸暂停判读标准：呼吸专家组形成共识，SMC 批准。	共识
E.1.a~c	低通气波幅、持续时间和最低血氧饱和度标准：呼吸专家组形成共识，SMC 批准。	共识
E.2.a~c	阻塞型低通气判读标准：呼吸专家组形成共识，SMC 批准。	共识
E.3.a~c	中枢型低通气判读标准：呼吸专家组形成共识，SMC 批准。	共识
F.a~d	呼吸努力相关觉醒判读标准：呼吸专家组形成共识，SMC 批准。	共识
G.	肺泡低通气判读标准：呼吸专家组形成共识，SMC 批准。	共识
H.	周期性呼吸判读标准：呼吸专家组形成共识，SMC 批准。	共识
I.	气道正压通气（PAP）治疗压力滴定期间使用备用呼吸频率时呼吸事件判读标准：SMC 形成共识，AASM 理事会批准。	共识

Ⅸ. 成人家庭睡眠呼吸暂停监测（HSAT）规则

第一部分：使用呼吸气流和／或呼吸努力进行 HSAT

A.1~8	参数：判读手册编辑委员会形成共识，AASM 理事会批准。	共识
B.1~11	未记录睡眠时报告参数：判读手册编辑委员会形成共识，AASM 理事会批准。	共识
C.1~11	记录睡眠时报告参数：判读手册编辑委员会形成共识，AASM 理事会批准。	共识
D.1~7	概述：判读手册编辑委员会形成共识，AASM 理事会批准。	共识

E.1~8	记录数据:采用并修改了既往 AASM 实践参数,判读手册编辑委员会形成共识,AASM 理事会批准。	共识
F.1.a~b	呼吸事件监测推荐传感器:判读手册编辑委员会形成共识,AASM 理事会批准。	共识
F.1.c.i	呼吸事件监测推荐的替代传感器:判读手册编辑委员会形成共识,AASM 理事会批准。	共识
F.1.c.ii	呼吸事件监测可接受的替代传感器:判读手册编辑委员会形成共识,AASM 理事会批准。	共识
F.2.a	呼吸努力监测推荐传感器:判读手册编辑委员会形成共识,AASM 理事会批准。	共识
F.2.b	呼吸努力监测可接受传感器:判读手册编辑委员会形成共识,AASM 理事会批准。	共识
F.2.c~d	可接受呼吸努力监测采用胸腹绑带:判读手册编辑委员会形成共识,AASM 理事会批准。	共识
F.2.e	可接受呼吸努力监测采用胸腹绑带:判读手册编辑委员会未达成共识,AASM 理事会裁定。	裁定
F.3	血氧饱和度监测推荐传感器:判读手册编辑委员会形成共识,AASM 理事会批准。	共识
F.4	鼾声监测选择传感器:判读手册编辑委员会形成共识,AASM 理事会批准。	共识
G.1.a~b	HSAT 呼吸暂停波幅标准和呼吸事件持续时间标准:判读手册编辑委员会形成共识,AASM 理事会批准。	共识
G.2	HSAT 阻塞型呼吸暂停事件判读标准:判读手册编辑委员会形成共识,AASM 理事会批准。	共识
G.3	HSAT 中枢型呼吸暂停事件判读标准:判读手册编辑委员会形成共识,AASM 理事会批准。	共识
G.4	HSAT 混合型呼吸暂停事件判读标准:判读手册编辑委员会形成共识,AASM 理事会批准。	共识
H.1A.a~c H.1B.a~c	如果未记录睡眠,HSAT 低通气波幅、持续时间和最低血氧饱和度标准:判读手册编辑委员会形成共识,AASM 理事会批准。	共识
H.2A.a~c H.2B.a~c	如果记录睡眠,HSAT 低通气波幅、持续时间和最低血氧饱和度标准:判读手册编辑委员会形成共识,AASM 理事会批准。	共识

Ⅸ. 成人家庭睡眠呼吸暂停监测（HSAT）规则

第二部分：使用外周动脉张力监测（PAT）进行 HSAT

A. 1~7	参数：判读手册编辑委员会形成共识，AASM 理事会批准。	共识
B. 1~7	记录数据：判读手册编辑委员会形成共识，AASM 理事会批准。	共识
C. 1~7	概述：判读手册编辑委员会形成共识，AASM 理事会批准。	共识
D. 1~8	记录数据：采用并修改了既往 AASM 的实践参数，判读手册编辑委员会形成共识，AASM 理事会批准。	共识
E. 1	呼吸事件监测可接受传感器：判读手册编辑委员会形成共识，AASM 理事会批准。	共识
E. 2	血氧监测推荐传感器：判读手册编辑委员会形成共识，AASM 理事会批准。	共识

* 判读手册委员会（Scoring Manual Committee，SMC）在 2015—2019 年名为判读手册编辑委员会（Scoring Manual Editorial Board）。

XII . 中英文术语对照表

中文	英文
交替性腿部肌肉活动 (ALMA) : 睡眠或睡眠中觉醒时,一侧与另一侧胫骨前肌交替出现相似的短暂肌电活动,通常未报告运动,记录到 ALMA 为多导睡眠监测的偶然所见。	alternating leg muscle activation (ALMA) : Consists of brief activation of the anterior tibialis in one leg alternating with similar activation in the other leg during sleep or arousals from sleep.There is frequently no reported movement , but ALMA is recorded as an incidental finding on polysomnography.
其他颏肌电 (EMG) 活动 : 肌电活动波幅至少为 R 期弛缓水平(如果不存在 R 期弛缓,以 NREM 期最小波幅为参照基线水平)的 2 倍,不考虑肌电活动持续时间(包括持续 5~15s 的阵发性活动)。	any chin electromyography (EMG) activity : Activity with a minimum amplitude two times greater than the stage R atonia level (or lowest amplitude in NREM , if no stage R atonia is present) without regard to the duration of the activity (including bursts of 5 to 15 seconds) .
呼吸暂停 : 气流中断(与基线比较,呼吸暂停传感器监测波幅下降 ≥ 90%)最短持续时间符合成人规则(Ⅷ . 呼吸规则第一部分规则 C.1)和儿童规则(Ⅷ . 呼吸规则第二部分规则 D.1)。根据是否存在呼吸努力,呼吸暂停事件分为阻塞型、混合型和中枢型。	apnea : Cessation of airflow (≥ 90% decrease in apnea sensor excursions compared to baseline) of a minimum duration as specified in the apnea scoring rules for adults (chapter Ⅷ , part 1 , rule C.1) and children (chapter Ⅷ , part 2 , rule D.1) .Apneas are classified as obstructive , mixed , or central based on the pattern of respiratory effort.
呼吸暂停低通气指数 (AHI) : 判读的呼吸暂停和低通气总数 × 60/ 总睡眠时间 (TST) 。	apnea-hypopnea index (AHI) : Total number of apneas and hypopneas scored × 60 divided by total sleep time (TST) .
心脏停搏 : 心跳停顿持续 3s 以上(6 岁到成年人)。	asystole : An interruption of cardiac rhythm lasting more than 3 seconds for ages 6 years through adulthood.
心房颤动 : QRS 波绝对不齐,同时正常 P 波被大小、形态、持续时间不等的快速颤动波所替代。	atrial fibrillation : Irregularly irregular QRS complexes associated with replacement of consistent P waves by rapid oscillations that vary in size , shape and timing.
β 波 : 由 >13Hz 活动组成的 EEG 节律。	beta wave : An electroencephalography (EEG) rhythm consistingof>13Hz activity.
心动过缓或窦性心动过缓 (睡眠期间) : 心率持续 <40 次 /min (>30s) (6 岁到成年人) 。	bradycardiaor sinus bradycardia (during sleep) : A sustained (>30 seconds) heart rate less than 40 beats per minute for ages 6 years through adulthood.
心脏起搏心律 : 心电图 (ECG) 上 P 波(心房起搏)或 QRS 复合波(心室起搏)或两者之前出现的垂直尖波。	cardiac pacemaker rhythm : Sharp vertical spikes either immediately preceding the onset of P wave (atrial pacing) or QRS complex (ventricular pacing) or both on the electrocardiography (ECG) .

中文	英文
中枢型低通气：呼吸事件符合低通气的所有标准（成人见Ⅷ.呼吸规则第一部分规则 D.1，儿童见Ⅷ.呼吸规则第二部分规则 E.1），其间无鼾声，与基线呼吸相比，鼻压力或 PAP 设备气流信号未出现吸气相平台波，或事件前存在胸腹矛盾运动，但事件期间不存在。	central hypopnea：A respiratory event meeting all criteria for a hypopnea（see chapter Ⅷ, part 1, rule D.1 for adults and chapter Ⅷ, part 2, rule E.1 for children）and during which there is no evidence of snoring, increased inspiratory flattening of the nasal pressure or PAP device flow signal compared to baseline breathing, or associated thoracoabdominal paradox that occurs during the event but not during pre-event breathing.
陈 - 施呼吸：呼吸波幅呈渐升渐降的变化特征，并被中枢型呼吸暂停或中枢型低通气分隔的呼吸节律（见Ⅷ.呼吸规则第一部分规则 G）。	Cheyne-Stokes breathing：A breathing rhythm with a specified crescendo and decrescendo change in breathing amplitude separating central apneas or hypopneas.（see chapter Ⅷ, part 1, rule G.1）.
实序年龄（也称产后或法定年龄）：出生后累计时间（以天、月或年表示）。	chronological age（also known as postnatal or legal age）：The time elapsed since birth（can be expressed in days, months, or years）.
δ 波：由 0~3.99Hz 活动组成的 EEG 节律（参见慢波定义）。	delta wave：An electroencephalography（EEG）rhythm consisting of 0~3.99Hz activity.（See definition of slow wave activity.）
导联：在两个电极间记录到的电压差（如 EEG、EOG、颏 EMG 导联）。	derivation：The recorded voltage difference between two electrodes［e.g., electroencephalography（EEG）, electrooculography（EOG）, chin electromyography（EMG）derivations］.
多发片段肌阵挛：以嘴角、手指、脚趾微小运动，或者完全无可见运动为特征的肢体 EMG 活动，为多导睡眠图偶然所见，无已知临床意义。	excessive fragmentary myoclonus：Limb electromyography（EMG）activity characterized by small movements of the corners of the mouth, fingers, or toes, or by no visible movement at all. This incidental polysomnographic finding is associated with no known clinical consequence.
REM 睡眠持续过度肌肉活动（紧张性活动）：一帧 R 期≥50% 时间颏 EMG 波幅高于 R 期弛缓水平（如不存在 R 期弛缓，以 NREM 期最小波幅为参照基线水平）至少 2 倍。多个紧张性活动片段可累积入总持续时间，但每个片段持续时间须>5s。	excessive sustained muscle activity（tonic activity）in REM：An epoch of stage R with at least 50% of the duration of the epoch having a chin electromyography（EMG）amplitude at least two times greater than the stage R atonia level（or lowest amplitude in NREM, if no stage R atonia is present）.Multiple segments may contribute to the total duration, but each segment mustbe greater than 5 seconds.
REM 睡眠过多短暂肌电活动（时相性活动）：将 30s 一帧的 R 期分成 10 个 3s 小帧，至少 5 个（50%）小帧的颏或肢体 EMG 出现阵发性短暂肌电活动。RWA 中过多短暂肌电活动的阵发持续时间为 0.1~5.0s，波幅至少为 R 期弛缓水平（如不存在 R 期弛缓，以 NREM 期最小波幅为参照基线水平）的 2 倍。	excessive transient muscle activity（phasic activity）in REM：In a 30-second epoch of stage R divided into 10 sequential 3-second mini-epochs, at least 5（50%）of the mini-epochs contain bursts of transient muscle activity in thechin or limbelectromyography（EMG）.In REM, excessive transient muscle activity bursts are 0.1~5.0 seconds in duration and at least two times as high in amplitude as the stage R atonia level（or lowest amplitude in NREM, if no stage R atonia is present）.

中文	英文
眨眼：清醒期睁眼或闭眼时记录到 0.5~2Hz 共轭垂直的眼动波。	eye blinks：Conjugate vertical eye movements at a frequency of 0.5~2Hz present in wakefulness with the eyes open or closed.
孕龄（GA）：母亲末次月经第一天到分娩时的完整周数。如果采用辅助生殖技术，GA 以停经后加两周计算。	gestational age（GA）：The time elapsed between the first day of the mother's last menstrual period and the day of deliveryexpressed in completed weeks.If the pregnancy was achieved using assisted reproductive technology，GA is calculated by adding 2 weeks to the post menstrual age.
高电压慢波（HVS）：持续、同步、对称，以 1~3Hz 高电压δ活动为主。	high voltage slow（HVS）：Continuous synchronous symmetrical predominantly high voltage 1~3Hz delta activity.
睡前足震颤：清醒、睡眠转换期间或浅 NREM 睡眠（N1 和 N2）期间，下肢成串出现特定频率的 EMG 活动，为其他原因行多导睡眠监测的偶然所见。	hypnagogic foot tremor（HFT）：Trains of electromyography（EMG）activity of the lower limb during the transition between wake and sleep or during light NREM sleep（stage N1 and N2）with a specified frequency.HFT is seen as an incidental finding on polysomnography conducted for other indications.
睡前超同步（HH）：阵发性出现的，弥漫性 75~350μV，3~4.5Hz 的高波幅正弦波，这些波突然开始，广泛分布，通常在中央区、额区或额中央区最明显，可出现于 N1 期和 N2 期。	hypnagogic hypersynchrony（HH）：Paroxysmal bursts or runs of diffuse，high-amplitude，sinusoidal，75~350μV，3~4.5Hz waves which begin abruptly，are usually widely distributed but often are maximal over the central，frontal，or frontocentral scalp regions.These waveforms can occur in stage N1 and N2.
睡眠趋势图：整夜睡眠分期的图形表示。	hypnogram：A graphical representation of sleep stages which occur throughout the night.
低通气：呼吸气流波幅下降，且持续时间达到成人低通气规则（见Ⅷ.呼吸规则第一部分规则 D.1），或儿童低通气规则（见Ⅷ.呼吸规则第二部分规则 E.1）所定义的最低标准。气流下降必须伴随一次 ≥3% 血氧饱和度下降，或一次觉醒（成人规则见Ⅷ.呼吸规则第一部分规则 D.1A；儿童规则见Ⅷ.呼吸规则第二部分规则 E.1）。	hypopnea：A reduction in airflow with the minimum amplitude and duration as specified in the hypopnea rules for adults（chapter Ⅷ，part 1，rule D.1）and children（chapter Ⅷ，part 2，rule E.1）.The reduction in airflow must be accompanied by a ≥3%desaturation or an arousal（adults：chapter Ⅷ，part 1，rule D.1A；children：chapter Ⅷ，part 2，rule E.1）.
肺泡低通气：儿童 PCO_2 升高>50mmHg 或成人 PCO_2 升高>55mmHg 达到特定持续时间，或成人睡眠期间 PCO_2 升高 ≥ 10mmHg 并且超过 50mmHg 达到特定持续时间。	hypoventilation：A specified period of increased PCO_2 of>50 mmHg in children or>55 mmHg in adults，or a rise of PCO_2 during sleep of ≥ 10 mmHg that exceeds 50 mmHg for a specified period of time in adults.

中文	英文
K 复合波:一个明晰可辨的陡峭负向波之后随即伴发一个正向波,突显于背景 EEG,持续时间 ≥ 0.5s,通常额区导联记录的波幅最高。判读觉醒相关 K 复合波,觉醒须与 K 复合波同时出现,或觉醒起始点与 K 复合波终止点间短于 1s(见 V. 觉醒规则)。	K complex: A well-delineated,negative,sharp wave immediately followed by a positive component standing out from the background electroencephalography(EEG),with total duration ≥ 0.5 seconds,usually maximal in amplitude when recorded using frontal derivations.For an arousal to be associated with a K complex,the arousal must either be concurrent with the K complexor commence no more than 1 second after termination of the K complex.(see chapter V.Arousal Rules).
低波幅混合频率(LAMF)脑电活动:主要为 4~7Hz 低波幅脑电活动。	low-amplitude,mixed-frequency(LAMF)activity: Low amplitude,predominantly 4~7Hz activity.
低张力颏 EMG:基线颏 EMC 活动低于任何其他睡眠期,通常为整个记录期间最低水平。	low chin electromyography(EMG)tone: Baseline EMG activity in the chin derivation no higher than in any other sleep stage and usually at the lowest level of the entire recording.
低电压不规则波(LVI):以 θ 活动为主伴 δ 波的持续低电压混合频率波。	low voltage irregular(LVI): Continuous low voltage mixed-frequency activity with delta and predominantly theta activity.
大体动:身体运动和肌电干扰占记录帧 EEG 一半以上,导致该帧难以判读睡眠分期。	major body movement: Movement and muscle artifact obscuring the electroencephalography(EEG)for more than half an epoch to the extent that the sleep stage cannot be determined.
混合波:由高电压慢波和低电压混合节律波构成,二者混合出现,几乎无周期性,波幅比高电压慢波低。	mixed voltage: Includes high voltage slow(HVS)and low voltage polyrhythmic electroencephalography(EEG) components;these are intermingled with little periodicity. The amplitude is lower than seen in the HVS pattern.
莫氏 I 型(文氏型):PR 间期逐渐延长,直至一个 P 波未下传。	Mobitz Ⅰ(Wenckebach): Suggested by the PR interval that becomes longer until a non-conducted P wave occurs.
莫氏 II 型:PR 间期固定,P 波未下传。	Mobitz Ⅱ: Suggested by the two fixed PR intervals prior to the non-conducted P wave.
监测时间(MT):总记录时间减去伪迹和经体动记录仪、体位传感器、呼吸形式或睡眠日记确定的患者清醒时间。	monitoring time(MT): Total recording time minus periods of artifact and time the patient was awake as determined by actigraphy,body position sensor,respiratory pattern,or patient diary.
窄复合波心动过速:至少连续 3 次心跳,QRS 持续时间 <120ms,心率 >100 次 /min。	narrow complex tachycardia: A cardiac rhythm lasting a minimum of 3 consecutive beats at a rate >100 per minute with QRS duration of <120 msec.

中文	英文
鼻压力传感器：采用鼻导管测量鼻孔内压力（相对于大气压）的压力传感器。呼吸期间，经鼻孔的压力差与气流的平方成正比。鼻压力信号的平方根转换与气流成正比。若压力传感器信号是采用 DC 信号或设定适当低频滤波的 AC 信号，气流受限时鼻压力信号的吸气相波形扁平。	nasal pressure transducer：A pressure transducer that measures the pressure（relative to atmospheric pressure）inside the nasal orifice using a nasal cannula.The pressure difference across the nasal inlet during breathing is proportional to the magnitude of airflow squared.A square root transformation of the nasal pressure signal is proportional to airflow.The inspiratory waveform of the nasal pressure signal exhibits a flattened pattern during airflow limitation provided the signal from the transducer is recorded as a DC signal or as an AC signal with an appropriate low filter setting.
阻塞型低通气：呼吸事件满足低通气的所有标准（成人见Ⅷ.呼吸规则第一部分规则 D.1；儿童见Ⅷ.呼吸规则第二部分规则 E.1），并且事件期间或伴有鼾声，或与基线呼吸相比，鼻压力或 PAP 设备气流信号出现吸气相平台波和/或事件前不存在而事件期间存在胸腹矛盾运动。	obstructive hypopnea：A respiratory event meeting all criteria for a hypopnea（see chapter Ⅷ, part 1, rule D.1 for adults and chapter Ⅷ, part 2, rule E.1 for children）and during which there is evidence of snoring, increased inspiratory flattening of the nasal pressure or PAP device flow signal compared to baseline breathing, and/or associated thoracoabdominal paradox that occurs during the event but not during pre-event breathing.
氧饱和度下降指数（ODI）：氧饱和度下降次数 ×60/ 监测时间（家庭睡眠呼吸暂停监测）或总睡眠时间（实验室 PSG）。	oxygen desaturation index（ODI）：The number of oxygen desaturations × 60 divided by the monitoring time（forhome sleep apnea tests）or total sleep time（for in-laboratory polysomnography）.
周期性呼吸：一种儿童呼吸节律，中枢型呼吸暂停事件持续时间>3s，事件次数 ≥3 次，被 ≤20s 的正常呼吸所分隔。	periodic breathing：A breathing rhythm in children with ≥3 episodes of central pauses in respiration lasting>3 seconds separated by no more than 20 seconds of normal breathing.
睡眠周期性肢体运动（PLMS）：睡眠期间发生，具有特定频率、持续时间和波幅的肢体运动。	periodic limb movements of sleep（PLMS）：Movements of the limbs during sleep occurring with a specified frequency, duration, and amplitude.
外周动脉张力：通过指端动脉搏动容积变化，反映交感神经张力变化的测量。	peripheral arterial tone：A measure of pulsatile volume changes at the fingertip that reflects changes in sympathetic tone.
外周动脉张力监测（PAT）：采用手指体积描记（测量指端动脉搏动容积变化，反映交感神经张力变化）实时测量交感神经张力的无创技术。交感神经张力增加导致周围动脉收缩，手指的血流量减少，应用探测装置监测指端容积减少程度。将外周动脉张力信号减低（呼吸事件后交感神经张力增加）、动脉血氧饱和度下降（脉搏血氧仪）和心率增加相结合识别呼吸事件。	peripheral arterial tonometry（PAT）：A technique allowing noninvasive moment-to-moment measurement of sympathetic tone using finger plethysmography（measurement of pulsatile volume changes in the fingertip that reflects changes in sympathetic tone）.Increases in sympathetic tone result in peripheral arterial constriction and reduced blood flow to the digit.The reduced volume at the finger is detected by the probe. The combination of a decrease in PAT signal（sympathetic tone increase following respiratory events）, a fall in SaO_2（oximetry）, and an increase in heart rate is used to detect respiratory events.

中文	英文
聚偏氟乙烯(PVDF)传感器:聚偏氟乙烯薄膜是一种含氟聚合物,由于其对温度变化、阻抗变化的反应特性而被用作温度气流传感器和呼吸努力传感器。	polyvinylidene fluoride(PVDF)sensor:Polyvinylidene fluoride film is a fluoropolymer substance that reacts to changes in temperature when used as a thermal airflow sensor and to impedance changes when used as an effort sensor.
气道正压通气(PAP)气流:PAP设备内置压力传感器监测到的气流信号。	positive airway pressure(PAP)flow:An airflow signal derived from a pressure transducer built into the PAP device.
矫正胎龄[PMA,(既往称受孕年龄,CA)]:出生时的孕龄(GA)加上产后的周数。	post menstrual age(formerly termed conceptional age,CA):Gestational age(GA)at birth plus the number of weeks postpartum.
后部优势节律(PDR):清醒、放松、闭眼状态,枕区记录到的主要EEG节律,婴儿和幼儿时期频率较慢,睁眼或注意力集中时减弱。最早出现在足月出生3~4个月,频率3.5~4.5Hz,5~6月龄时频率5~6Hz,3岁时频率7.5~9.5Hz。波幅通常>50μV。年龄较大儿童和成人的后部优势节律为闭眼状态枕区记录到8~13Hz成串的正弦EEG波,睁眼时减弱。	posterior dominant rhythm(PDR):The dominant reactiveelectroencephalography(EEG)rhythm over the occipital regions in relaxed wakefulnesswith eyes closed which is slower in infants and young children and attenuates with eye opening or attention.Frequency is 3.5~4.5Hz when first seen in infants 3~4 months post-term,5~6Hz by 5~6 months,and 7.5~9.5Hz by 3 years of ageand amplitude is usually>50 μV.In older children and adults,posterior dominant rhythm is an EEG pattern consisting of trains of sinusoidal 8~13Hz activity recorded over the occipital region with eye closure and attenuating with eye opening.
儿童后头部慢波(PSW):两侧间断呈现,但常为非对称性2.5~4.5Hz的慢波,融合或叠加于后部优势节律(PDR)上,波幅通常<PDR的120%,睁眼时阻滞,思睡和睡眠时消失。PSW在年龄<2岁儿童中不常见,在8~14岁最常见,21岁后也不常见。	posterior slow waves of youth(PSW):Intermittent runs of bilateral but often asymmetric 2.5~4.5Hz slow wavessuperimposed,riding upon,or fused with the posterior dominant rhythm(PDR),are usually<120% of PDR voltage,block with eye opening and disappear with drowsiness and sleep.PSW are uncommon in children<2 years of age,have a maximal incidence between ages 8~14 years,and are uncommon after age 21 years.
PVDF总和:胸和腹PVDF传感器(绑带)信号的电学合计。	PVDFsum:The electrical sum of signals recorded from the thoracic and abdominal polyvinylidene fluoride(PVDF)sensors(belts).
快速眼球运动(REMs):EOG导联记录到共轭、不规则、波峰锐利的眼动波,初始偏转达峰时间<500ms。快速眼球运动是R期睡眠特征,但也见于完全清醒状态睁眼扫视周围环境时。	rapid eye movements(REMs):Eye movements recorded in the electrooculography(EOG)derivations consisting of conjugate,irregular,sharply peaked eye movements with an initial deflection usually lasting<500 msec.While rapid eye movements are characteristic of stage R sleep,they may also be seen in wakefulness with eyes open when individuals visually scan the environment.

中文	英文
阅读眼动：阅读或儿童扫视周围环境时，EOG 导联记录到的成串共轭眼球运动，特征是初始为慢相眼动，随后为相反方向快相眼动。	reading eye movement：Eye movements recorded in the electrooculography（EOG）derivations consisting of trains of conjugate eye movements characterized by an initial slow phase followed by a rapid phase in the opposite direction as the individualreadsor as the child visually scans the environment.
快速眼球运动睡眠行为障碍：一种异态睡眠，以视频 PSG 记录到快速眼球运动睡眠中反复发声或复杂运动行为为特征，或依据临床病史，推测发生在 REM 睡眠的梦境扮演为特征。多导睡眠图记录也应证实 REM 睡眠肌张力增高。	REM Sleep Behavior Disorder（RBD）：A parasomnia characterized by repeated episodes of sleep-related vocalization or complex motor behaviors documented by video-polysomnography to occur during REM sleep or are presumed to occur during REM sleep based on clinical history of dream enactment.Polysomnographic recording should also demonstrate REM sleep without atonia.
呼吸努力相关觉醒：以呼吸努力增加（食管压测量法）、鼻压力或 PAP 设备气流波形吸气相扁平，或呼气末 PCO_2 升高（儿童）而导致觉醒为特征的一组呼吸。呼吸努力相关觉醒不满足低通气的标准，成人最短持续时间 ≥10s，儿童持续至少 2 个呼吸周期。	respiratory effort-related arousal：A sequence of breaths characterized by increasing respiratory effort（esophageal manometry）；inspiratory flattening in the nasal pressure or PAP device flow channel；or an increase in end-tidal PCO_2（children）leading to an arousal from sleep.Respiratory effort-related arousals do not meet criteria for hypopnea and have a minimum duration of ≥ 10 seconds in adults or the duration of at least two breaths in children.
呼吸事件指数（REI）：判读的呼吸事件总数 × 60/ 监测时间（MT）。	respiratory event index（REI）：Total number of respiratory events scored × 60 divided by monitoring time（MT）.
呼吸感应体积描记术（RIP）：呼吸期间，采用环绕胸和腹部绑带内的交流电技术，基于绑带感应的变化产生信号。绑带感应取决于绑带环绕的横截面积。	respiratory inductance plethysmography（RIP）：A technology that uses alternating current in belts surrounding the thorax and abdomen to generate a signal based on changes in the inductance of belts during breathing.The band inductance depends on the cross-sectional area encircled by the band.
RIP 气流：RIPsum 信号的时间导数，信号的偏移可估计气流。	RIPflow：The time derivative of the RIPsum signal；excursions in the signal are an estimate of airflow.
RIP 总和：胸和腹部 RIP 传感器信号的电学合计，信号的偏移可估计潮气量。	RIPsum：The electrical sum of the signals from the thoracic and abdominal inductance plethysmography（RIP）sensors；excursions in the signal are an estimate of tidal volume.
锯齿波：成串尖锐或三角状、锯齿状的脑电波，频率 2~6Hz，颅中央区波幅最大，通常但不总是出现于阵发性快速眼球运动之前。	sawtooth wave：An electroencephalography（EEG）pattern consisting of trains of sharply contoured or triangular, often serrated, 2~6Hz waves maximal in amplitude over the central head regions and often, but not always, preceding a burst of rapid eye movements.

中文	英文
扫视眼动：婴儿扫视周围环境或追随物体时，出现先慢相眼动，随后反向快速眼动组成的系列共轭眼球运动波。	scanning eye movement：Trains of conjugate eye movements with eyes open consisting of a slow phase followed by a rapid phase in the opposite direction as the infant visually scans the environment or follows objects.
睡眠起始：除 W 期外，所记录到第一帧任何睡眠期的起点，绝大多数人睡眠起始为 N1 期第一帧。	sleep onset：The start of the first epoch scored as any stage other than stage W.In most subjects this will usually be the first epoch of stage N1.
睡眠梭形波：成串出现、频率 11~16Hz（最常见 12~14Hz）、明显可辨的正弦波，持续时间 ≥0.5s，通常中央区导联记录的波幅最大。	sleep spindle：A train of distinct waves with frequency 11~16Hz（most commonly 12~14Hz）with a duration ≥ 0.5 seconds，usually maximal in amplitude over the central regions.
睡眠相关磨牙以睡眠中磨牙或咬牙为特征的重复性下颌肌活动，导致牙齿异常磨损和／或晨起短暂下颌肌肉疼痛、疲劳或颞区疼痛。	sleep-related bruxism：Repetitive jaw-muscle activity characterized by grinding or clenching of the teeth in sleep that results in abnormal tooth wear and/or transient morning jaw muscle pain or fatigue or temporal headache.
睡眠相关节律性运动障碍（RMD）：主要发生在思睡或睡眠期间，涉及大肌群的重复、刻板、节律性运动，干扰正常睡眠，严重损害日间功能，如不采取预防措施，会造成自我伤害或存在自我伤害可能性。	sleep-related rhythmic movement disorder（RMD）：Repetitive，stereotyped，and rhythmic motor behaviors that occur predominantly during drowsiness or sleep and involve large muscle groups.The behaviors result in interference with normal sleep，significant impairment in daytime function，and/or self-inflicted bodily injury or likelihood of injury if preventative measures are not used.
缓慢眼球运动（SEM）：共轭、相对规律的正弦眼动波，初始偏转持续时间>500ms。缓慢眼球运动可见于闭眼清醒期和 N1 期。	slow eye movement（SEM）：Conjugate，reasonably regular，sinusoidal eye movements with an initial deflection that usually lasts>500 msec.Slow eye movements may be seen during eyes closed wake and stage N1.
慢波活动：频率 0.5~2Hz，额区导联正负峰-峰间波幅>75μV，参考电极为对侧耳部或乳突部（F4-M1，F3-M2）。	slow wave activity：Waves of frequency 0.5~2Hz and peak-to-peak amplitude>75 μV，measured over the frontal regions referenced to the contralateral ear or mastoid（F4-M1，F3-M2）.
REM 睡眠持续肌肉活动（紧张性活动）：一帧 R 期 ≥50% 时间颏 EMG 波幅高于 NREM 期最小波幅。	sustained muscle activity（tonic activity）in REM：An epoch of stage R with at least 50% of the duration of the epoch having a chin EMG amplitude greater than the lowest amplitude in NREM sleep.
心动过速或窦性心动过速（睡眠期间）：成人睡眠期间，窦性心率持续（>30s）>90 次／min。	tachycardia or sinus tachycardia（during sleep）：A sustained（>30 seconds）sinus heart rate>90 beats per minute for adults.

中文	英文
温度传感器：一种对温度敏感的设备,监测鼻和/或口部气流变化而导致的温度改变。温度传感器包括热敏、热电偶和聚偏氟乙烯(PVDF)气流传感器。	**thermal sensor**: A thermally sensitive device that detects changes in nasal and/or oral airflow based on changes in temperature; thermal sensors include thermistors, thermocouples, or polyvinylidene fluoride(PVDF)airflow sensors.
θ 节律：由 4~7.99Hz 活动组成的 EEG 节律。	**theta rhythm**: Anelectroencephalography(EEG)rhythm consisting of 4~7.99Hz activity.
Ⅲ度房室(AV)传导阻滞(完全性心脏传导阻滞)：房室完全分离,心房(P波)和心室(QRS复合波)相互独立。	**third degree atrioventricular(AV)block(complete heart block)**: Suggested by complete AV dissociation with atrial(P waves)and ventricular(QRS complexes)activity being independent of each other.
交替波(TA)：通常仅见于 N 期,特征是两侧同步、对称、阵发的高电压(50~150μV)1~3Hz δ 活动,持续 5~6s(范围 3~8s)EEG 与低电压(25~50μV)4~7Hzθ 活动(范围 4~12s)交替出现,至少 3 次。	**trace alternant(TA)**: Generally only seen in stage N sleep; characterized by at least 3 alternating runs of bilaterally synchronous high voltage(50~150μV)bursts of 1~3Hz delta activity lasting 5~6 seconds(range 3~8 seconds)alternating with period of lower amplitude(25~50μV)4~7Hz theta activity(range 4~12 seconds).
短暂肌电活动：短暂、不规律的阵发 EMG 活动,持续时间通常<0.25s,叠加于低张力 EMG 上。此种肌电活动可见于颏或胫骨前 EMG 导联,也可见于 EEG 或 EOG 导联,后者提示存在脑神经支配的肌肉活动(面部和头皮肌肉)。此种活动在快速眼球运动时最明显。	**transient muscle activity**: Short irregular bursts of electromyography(EMG)activity usually with duration<0.25 seconds superimposed on low EMG tone.The activity may be seen in the chin or anterior tibial EMG derivations,as well as in EEG or electrooculography(EOG)deviations,the latter indicating activity of cranial nerve innervated muscles(facial and scalp muscles).The activity is often maximal when associated with rapid eye movements.
顶尖波(V wave)：波形尖锐,持续时间<0.5s(在波的基底部测量),中央区导联最明显,突显于背景脑电活动。最常见于向 N1 期转换时,但也可见于 N1 或 N2 期。通常在足月出生后 4~6 个月开始出现。	**vertex sharp waves(V wave)**: Sharply contoured waves with duration<0.5 seconds(as measured at the base of the wave),maximal over the central region and distinguishable from the background activity.They are most often seenduring transition to stage N1 sleep but can occur in either stage N1 or N2 sleep.These waveforms typically first appear at 4~6 months post-term.
宽复合波心动过速：至少连续 3 次心跳,QRS 持续时间≥120ms,心率>100 次/min 的心律。	**wide complex tachycardia**: A cardiac rhythm lasting a minimum of 3 consecutive beats with QRS duration≥120 msec and a rate of>100 per minute.

52检